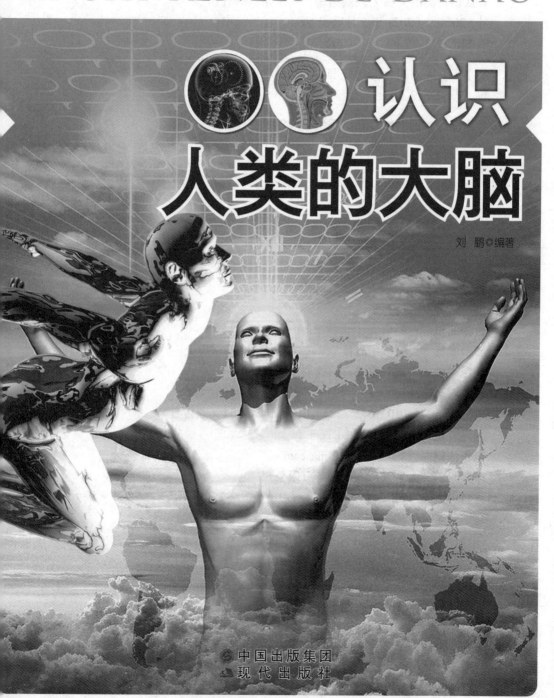

SCIENCE
RENSHI RENLEI DE DANAO

认识
人类的大脑

刘 鹏◎编著

中国出版集团
现代出版社

图书在版编目（CIP）数据

认识人类的大脑／刘鹏编著．— 北京：现代出版
社，2011.9（2021 年 5 月重印）
　ISBN 978 - 7 - 5143 - 0302 - 5

　Ⅰ．①认… Ⅱ．①刘… Ⅲ．①脑科学 - 普及读物
Ⅳ．①R338. 2 - 49

　中国版本图书馆 CIP 数据核字（2011）第 146293 号

认识人类的大脑

编　　著	刘　鹏
责任编辑	吴庆庆
出版发行	现代出版社
地　　址	北京市安定门外安华里 504 号
邮政编码	100011
电　　话	010 - 64267325　010 - 64245264（兼传真）
网　　址	www. 1980xd. com
电子信箱	xiandai@ vip. sina. com
印　　刷	三河市人民印务有限公司
开　　本	710mm×1000mm　1/16
印　　张	13
版　　次	2011 年 9 月第 1 版　2021 年 5 月第 8 次印刷
书　　号	ISBN 978 - 7 - 5143 - 0302 - 5
定　　价	38. 80 元

前　言

我们人类的大脑是一颗璀璨瑰丽的明珠，也是一个极其神秘的王国。在这个神秘的王国里虽然充满了深邃难解的谜，但它同时也是个令人心驰神往的地方。

相对博大浩瀚的宇宙，人脑只不过是一个微乎其微的的小微粒，可是就是这样的一个小微粒，为什么能够包容博大浩瀚的宇宙呢？大脑皮层只不过是一片薄薄的物质，可是为什么在这片薄薄的物质中竟能产生出复杂难解的精神呢？

科学家们认为，人类面临着四大科学难题或者说四大科学之谜。这四大科学之谜就是物质结构之谜、宇宙演化之谜、生命起源之谜以及大脑之谜。其中大脑之谜是其他三大科学之谜的一个交汇与集合，在大脑之谜中蕴涵着其他三大科学之谜，是四大科学之谜之首，是科学难题之最。

千百年来，许多科学家、哲学家、医学家、心理学家苦苦探索、孜孜以求，希望能够揭开大脑的奥秘，千百年过去了，他们取得了丰硕的成果。但大脑就像一个极其神秘的王国，虽然向人们敞开了大门，但依然有许许多多未知的领域还未被人们所认知，需要人们继续发挥聪明才智，发扬艰苦钻研的精神去探讨大脑的奥秘。

本书立足于最新科研成果，多方搜集相关资料，兼以多幅珍贵图片，汇集成册，内容翔实，图文并茂，为你打开了一扇通往大脑神秘王国的大门，使你徜徉其中。在这个神秘王国里，希望你有所收获，有所心得，从而增加你的学识，开拓你的视野，这正是本书编写的初衷。

目 录
Contents

脑的结构

端 脑 ················· 1

间 脑 ················· 4

海 马 ················· 5

脑 干 ················· 7

小 脑 ················· 8

白质和灰质 ············· 10

脑脊液 ··············· 11

硬膜、蛛网膜和软膜 ········ 12

脑垂体 ··············· 12

脑的功能

脑的四大功能 ··········· 15

脑的神经传导径 ·········· 15

脑的发育

出生前的大脑发育 ········· 18

出生后的大脑发育 ········· 20

神经系统的结构与功能

神经元 ··············· 25

胞 体 ················ 26

突 起 ················ 28

神经胶质细胞 ··········· 33

脊 髓 ················ 38

神经核团 ·············· 40

髓 鞘 ················ 42

神经节 ··············· 44

神经递质 ·············· 46

神经回路的构建

生长轴突的运动 ·········· 48

神经元的作用 ··········· 50

神经细胞与兴奋的传播

细胞学说与神经元学说 ······ 55

兴奋的传导 ············ 58

大脑左右半球的差异

解剖方面的差别 ·········· 62

左右利手大脑皮层的差别 ····· 63

大脑左右半球功能性别差异

胎儿期性激素的作用 ······· 64

出生后性激素的作用 ······· 66

大脑皮层组织的作用 ······· 68

脑的习性

避免脑疾病 ············ 70

避免用脑过度 ··········· 72

科学用脑 ……………………… 72

脑的营养需求

有助于增强记忆的食物 ……… 74

健脑食物 …………………… 80

脑的感觉功能

躯体感觉 …………………… 84

痛　觉 ……………………… 85

视　觉 ……………………… 86

听　觉 ……………………… 89

嗅　觉 ……………………… 89

味　觉 ……………………… 90

脑的认知功能

联络皮层 …………………… 92

顶叶与注意 ………………… 92

颞叶与辨认 ………………… 93

额叶与设计 ………………… 93

躯体运动功能

人体躯干感觉的传导通路 … 95

视觉和听觉的传导通路 …… 96

大脑皮层对躯体运动的调节 … 97

脑是怎样指挥运动的

大脑皮层的运动管理区 …… 99

脊髓的运动反射 …………… 101

脑是怎样思维的

大脑皮层——大脑的思维

器官 ……………………… 103

神经递质的活动 …………… 104

脑体积与智力的关系 ……… 105

语言与左右大脑功能的关系

语言的左脑倾向化 ………… 108

用手左利、右利与语言的侧

向化 ……………………… 109

大脑记忆之谜

记忆机理 …………………… 111

记忆分类 …………………… 112

记忆之谜 …………………… 113

记忆功能区——海马区 …… 114

睡眠的秘密

睡眠是脑和身体的休息 …… 117

REM 睡眠和非 REM 睡眠 …… 118

睡姿问题 …………………… 120

失眠的原因 ………………… 121

梦的奥秘

睡眠脑电 …………………… 123

REM 睡眠 …………………… 124

弗洛伊德的 "潜意识" …… 126

音乐对脑的调整作用

重视音乐对脑的开发作用 … 129

开发 "音乐脑" …………… 130

情绪与脑的关系

情绪反应与脑 ……………… 132

杏仁与恐惧 ………………… 133

中脑—边缘投射与愉快 …… 135

狂躁症与中脑—边缘投射 … 136

新皮层与情绪 ……………… 138

认识人类的大脑

左脑型智慧

左脑优势型 ·················· 139

左脑、双前脑优势型 ·········· 140

左脑、双后脑优势型 ·········· 142

左脑、左前右后脑优
势型 ······················ 144

左脑、右前左后脑优
势型 ······················ 145

左脑、双前脑、右前左后脑
优势型 ···················· 146

左脑、双后脑、左前右后脑
优势型 ···················· 147

右脑型智慧

右脑优势型 ·················· 148

右脑、双前脑优势型 ·········· 149

右脑、双后脑优势型 ·········· 150

右脑、左前右后脑优势型 ···· 152

右脑、右前左后脑优势型 ···· 153

右脑、双前脑、左前右后脑
优势型 ···················· 155

右脑、双后脑、右前左后脑
优势型 ···················· 156

全脑型智慧

全脑优势型 ·················· 157

全脑、双前脑优势型 ·········· 158

全脑、双后脑优势型 ·········· 160

全脑、左前右后脑优势型 ··· 161

全脑、双前脑、左前右后脑
优势型 ···················· 164

全脑、双前脑、右前左后脑
优势型 ···················· 165

全脑、双后脑、左前右后脑
优势型 ···················· 166

全脑、双后脑、右前左后脑
优势型 ···················· 167

移植智慧

"拷贝"知识 ················ 168

"移植"记忆 ················ 169

大脑潜能开发

大脑潜能开发的意义 ········ 171

大脑的九大潜能 ············ 174

积极激发大脑的潜能 ········ 175

大脑的后天开发

智力的后天可塑性 ·········· 177

情感支配智力 ·············· 180

大脑病变

老年痴呆 ·················· 184

舞蹈病 ···················· 188

帕金森病 ·················· 188

截瘫 ······················ 192

脑卒中、脑血管硬化 ········ 197

目录

脑的结构

端　脑

地球形成大约在 50 亿年之前，在动物进化过程中，脑的结构与形态有了巨大的发展。人为万物之灵，人脑是人体内结构和功能最复杂的器官。

人脑由端脑、间脑、中脑、后脑（脑桥和延髓）和小脑 5 部分组成，中脑、脑桥和延髓可合称为脑干。人脑的重量相当于自身体重的 1/50 到 1/40，这一比值远远高于其他动物脑与体重的比值。与动物脑的结构相比较，人脑的表面更为发达，如人脑的表面布满了许许多多凹陷的大脑沟和

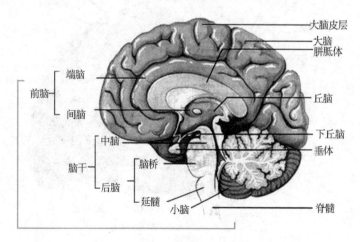

大脑结构图

凸起的大脑回，这样就大大增加了脑的表面积，而低等动物的脑表面则相对比较光滑。

端脑包括左右两个大脑半球以及连接两半球的中间部分。大脑半球表面的部分称大脑皮质。

皮质表面布满深浅不等的沟，称大脑沟，沟间的隆凸部分称大脑回。人类大脑皮质的总重量约占全脑重的40%，面积约为2000多平方厘米，其中1/3（约750平方厘米）露于表面，2/3位于沟壁和沟底。

脑的灵敏程度是可以竖起大拇指来称赞的。它从接收"信号"到发出"命令"，有时只要0.001秒的时间。

脑是一个结构复杂、层次清晰、等级森严和分工明确的生物宇宙。大脑两半球在某些高级功能上是高度专门化了的。

一般说来，左半球同抽象思维、象征性关系和对细节的逻辑分析有关。它能说会道，能写会算，具有语言的、分析的和连续计算的能力。它更像一个统治者，在控制神经系统方面起着积极的主导作用，是一丝不苟、严肃认真的对外执行机构。右半球则常常是沉默寡言的。一般说来，它不能

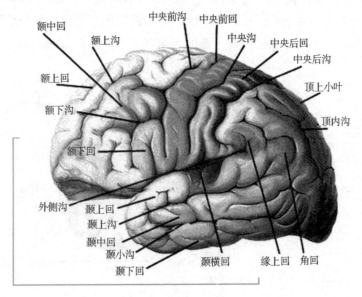

大脑半球外侧面

同外界保持联系，它把对于行为的驱动权拱手让给了左半球。右半球与知觉和空间位置感有关，能处理单项的事物，而不能处理连续的数理序列。但是，它得天独厚地具有一种特殊才能，即擅长形象思维，是一位艺术大师，更是一位充满着发明创造激情的开拓者；它具有音乐的、绘画的、综合性的、整体性的以及几何空间的鉴别能力。

右半球在许多方面比左半球优越得多，特别是在具体思维能力、创造思维能力、对空间构成的思维能力以及对复杂关系的理解能力等方面尤为突出。右半球是天才的乐队指挥，它在解释听觉——声音印象和理解音乐特征时才华横溢；右半球在表达情绪和识别情绪方面是独具慧眼的，喜、怒、哀、乐、怨、忧、思、悲、恐、惊，这些情绪的微妙处理都要依靠右半球。其实，默默无闻的右半球在人类思维的高级水平上，它感知着、思考着，情绪激荡地进行着学习和记忆；它把握着现在，也幻想着未来。

大脑的左右半球上分别排列着额、颞、顶枕等区域，医学上称之为"叶"。

额　叶

额叶的一项重要职能就是判断自我。额叶失职的人就不能察觉自身所犯的错误，但却能夸夸其谈地指责别人的缺点或不足。额叶的另一项重要职能是主持智力活动。额叶失职的人，从简单的只管思维到复杂的抽象推理都将发生障碍，往往易于贸然地下断语，冲动地做结论，而且有组织的智力活动全部瓦解。额叶还有一项重要职责就是进行抽象思维、提出设想、规划和程序安排，若是额叶此项功能失常，则人的思维状态将处于混乱之中。

额叶具有利用语言调节行为的能力；额叶具有知难而上的进取精神，它能保证注意力集中，并主动努力地去解决问题。另外，思维的敏捷性和词组运用的灵活性也是由额叶来管理的。

颞　叶

颞叶的功能是对视觉和听觉信息进行综合理解和判断，并将产生的记忆贮存起来。它的记忆功能是构筑一切聪明才智的基石。有了记忆才能学习，有了学习才有积累、比较、鉴别和进步。

顶枕叶

左半球顶枕叶在保证复杂的、同时性的空间综合中起着主要作用。如果该区功能失常，则表现为"执行不力"，一事当前却手足无措，而且在分析知觉关系和符号关系时感到困难。右半球顶枕区功能障碍时，特别恼人的表现是自鸣得意，不肯承认自己的错误，自认为一贯正确，是终极真理的化身。

间　脑

间脑位于中脑的前方，绝大部分被大脑皮层遮盖起来。间脑可分 5 部分：背侧丘脑、上丘脑、下丘脑、后丘脑和底丘脑。

间脑的几部分有着各自的分工，其中尤以下丘脑重要。下丘脑位于颅

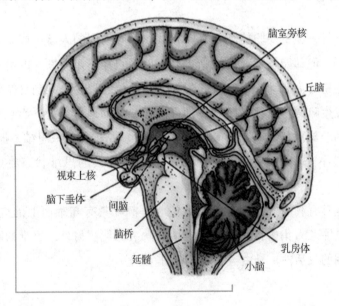

间　脑

底，包于第三脑室的周围，前界视交叉，后接中脑，下连垂体。它的位置和神经连接决定了它在整合来自前脑、脑干及各种内分泌系统方面的关键作用。

下丘脑包含许多神经核。按纵的方面可分为三条带：最靠近脑室的室周核群，向外是内侧核群，最外是外侧核群。室周核群中靠前面有两个著名的核：室旁核和视上核。它们的特点是含有神经分泌神经元，这种神经元既能传导冲动，又能分泌肽类物质，其轴突直达垂体后叶，其分泌物包括垂体加压素和催产素，可在垂体后叶入血。室周核群中还有一些神经分泌细胞，它们的分泌物不是入垂体后叶，而是经垂体门脉进入垂体前叶。垂体前叶分泌受它们的调控，这些分泌物称为释放激素或释放抑制激素。下丘脑的外侧部实际上就是脑干的向上延伸。通过脑干网状结构，下丘脑可以广泛地影响自主性神经系统的活动。它又与脑的其他部位有相互来回的联系。

下丘脑的解剖位置及神经连接关系，决定了它在调节人体整体行为水平上的关键作用。下丘脑同摄食、性行为、水平衡、体温调节有密切的关系。下丘脑在攻击与防御等人体的应急行为中也非常重要。

间脑中的丘脑还负责向大脑皮层传递信息，感受疼痛和冷暖，它还在人的情绪与记忆机制中起到一定作用。

海　马

海马是位于大脑半球颞叶内侧深部的一个结构，属于旧皮质，呈平面分层结构，无攀缘纤维，无典型的柱状结构，但有很丰富的横行侧支，形成复杂的神经回路联系。一般分为室管膜层、轴突层、树突层、分子层等。海马结构内部可分为齿状回、CA1 区和 CA3 区三个主要部分。海马的传入纤维主要来自内嗅皮层的穿通纤维。这是海马的信息数据输入总线。外穿通纤维主要与锥体细胞（CA1 区）的树突顶部形成突触，其神经递质为谷氨酸。其受体分为 NMDA 受体和非 NMDA 受体两种类型，都是兴奋性神经突触。另一部分的传入纤维来自隔核，称为隔海马纤维，终止于锥体细胞

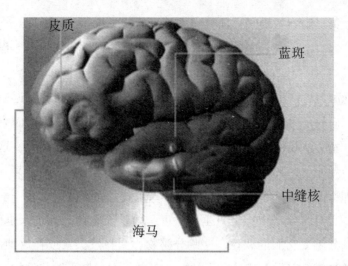

海马区

树突的中部，是海马节律的调节输入。其神经递质是乙酰胆碱。海马的传出纤维是由锥体细胞的轴突集合成穹隆，投射到丘脑下部的乳头体，由此再投射到丘脑前核及大脑皮质。海马齿状回中有密集的颗粒细胞，是兴奋性的。齿状回是大脑皮质中唯一的只与大脑皮质内部发生关系，而不与皮质下中枢发生联系的结构。它接受来自内嗅区的穿通纤维，发出的轴索，形成苔状纤维，止于 CA3 区锥体细胞主干树突基部。苔状纤维的突触结构比较特殊，内含密集的圆形透明囊泡和少量实心的囊泡，且与好几个树突棘形成突触复合体——苔状纤维突触群，这一结构只在海马和小脑中才有，它被认为可能是信息的存储载体。海马中的神经元除了兴奋性的以外还有抑制性的，如篮状细胞。它的轴突以突触终止于锥体细胞的胞体，其神经递质为 GABA。海马中兴奋性神经元（锥体细胞）和抑制性神经元（篮状细胞）的数目之比大约为 30∶1。

海马内部连接的重要特点是存在几种不同的途径，一种是穿通纤维连接齿状回的颗粒细胞。颗粒细胞发出苔状纤维，将齿状回的颗粒细胞与 CA3 区的锥体细胞相联结。CA3 区的锥体细胞发出轴突，一方面将信息传给乳头体，另一方面又发出返回侧支，连接 CA1 区的锥体细胞。CA1 区的锥体细胞也发出轴突将信息传给乳头体。第二种是穿通纤维直接连接 CA1 区的锥体细胞，再发出轴突将信息传给乳头体。

随着对海马的深入研究，人们发现它在学习记忆中起着重要的作用。正电子断层图（PET）是一种无损伤研究方法，将正电子的同位素氧18标记的氧葡萄糖注射入人体内，就可以用检测器结合电子计算机断层成像的方法，显示出脑内各个部位的不同功能活动状态的图像。Phelps用正电子断层图研究的实验结果表明，当正常人听故事并努力回忆故事的内容时，海马的葡萄糖代谢率明显增高，表明海马的功能活动比安静时大大增强，也证实了海马是记忆的主要部位之一。

脑 干

脑干由中脑、脑桥和延髓3部分组成。脑干向上与间脑相连，自上而下依次是中脑、脑桥和延髓。人脑的12对脑神经中有10对脑神经与脑干相连，这些脑神经主要与头面部的感觉、运动等功能活动有关。我们眼球的活动、面部的表情、沙子进入眼睛后的流泪现象和不适等等，都与这些脑

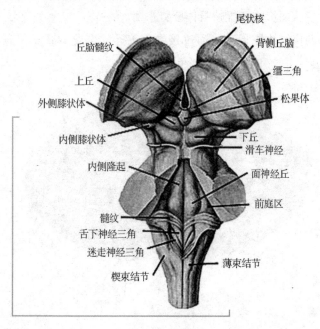

脑干背面观

神经及脑干功能相关。

此外，脑干的网状结构在维持人的清醒状态过程中起重要作用。脑干中还有调节人的心跳、呼吸和血压等的生命中枢，同时也有控制人的吞咽、呕吐、打喷嚏、打嗝等的非生命中枢。脑干也有助于维持机体的平衡状态。

小　脑

小脑位于颅后窝，上部平坦，被大脑半球遮盖，下面中部凹陷，容纳髓，中间缩窄部分叫蚓丘，两侧膨隆，叫做小脑半球。成人小脑约重150克，占脑重的10%。小脑表面有许多平行的浅沟及一些深沟将小脑分成许多小叶。小脑借助三对小脑脚与脑的其他部分相连。小脑上脚连接小脑和中脑；小脑中脚连接小脑和脑桥；小脑下脚连接小脑和延髓。

小脑灰质分布在两个区域。表面一层灰质；称为小脑灰质，另一部分灰质深藏在髓质之中，称为小脑核，一般分为顶核、球状核、栓状核和齿状核。小脑的功能主要有两个方面：一方面是协调随意运动，另一方面是调节肌紧张，从而影响和维持身体姿势平衡。

小脑协助执行协同运动，通过接受有关运动情况的感觉信息和调节各

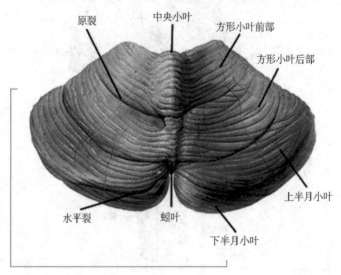

原裂　中央小叶　方形小叶前部　方形小叶后部　水平裂　蚓叶　下半月小叶　上半月小叶

小脑上面观

种各样的下行神经通路的活动，使运动做得更好。这种功能是随着实践而改善的，因此，小脑具有学习运动技巧的功能。毁损小脑不会产生感觉上的缺损，所以小脑不是接受感觉的主要部位。

　　从其他中枢神经系统传入的冲动，通过小脑白质进入小脑。两种传入纤维被发现：苔状纤维和攀缘纤维。苔状纤维有许多来源，但是所有的攀缘纤维都来自于对侧的下橄榄核。在小脑皮层，苔状纤维和颗粒细胞的树突在颗粒细胞层形成突触。因为一根苔状纤维一再地分支和许多不同的颗粒细胞形成突触，因此，对于其神经通路的走向，存在着相当大的分歧。而一根攀缘纤维只和一个或几个浦氏细胞的胞体或树突连接，科学家们对攀缘纤维的神经通路基本没有分歧。

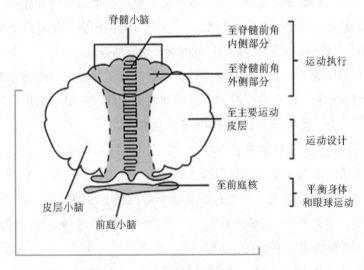

小脑功能示意图

　　颗粒细胞的轴突形成一束平行纤维和浦氏细胞的树突及几种其他的中间神经，如高尔基细胞、篮状细胞、星形细胞等形成突触连接。颗粒细胞是小脑皮层中唯一的兴奋性中间神经元，其他类型的中间神经元都是抑制性的。苔状纤维—颗粒细胞通路和攀缘纤维通路都能兴奋浦氏细胞，因此，它们可以被认为是小脑皮层中的兴奋性神经回路。苔状纤维—颗粒细胞兴奋，引发浦氏细胞典型的单个的动作电位发放（简单峰电位反应）。然而攀缘纤维会引发浦氏细胞高频率的动作电位发放（复合峰电位）。在小脑皮层中，其他的神经通路以抑制性为其特点。高尔基细胞抑制颗粒细胞，篮状细胞抑制浦氏细胞的胞体，卫星细胞抑制中间神经元等都是被苔状纤维—颗粒细胞通路激活。

一个令人惊奇的发现是：虽然浦氏细胞是小脑皮层中唯一的输出神经元，但是它们的突触连接是抑制性的，这种抑制性作用修饰小脑深部核团和前庭侧核的动作电位的发放。

小脑根据系统发生和功能被划分为下面几个主要的部分：古小脑、旧小脑和新小脑。古小脑是小脑在进化过程中最早出现的部分，它的功能主要是和前庭系统相关。因此古小脑也被称为前庭小脑，在人类中它们相当于绒球小结叶和部分的小脑蚓体。古小脑主要控制轴向肌肉和保持身体的平衡，而且使头和眼睛的运动相配合。古小脑的损伤会产生喝醉酒似的摇摇摆摆的步伐，被称为共济失调，同时会产生眼球震颤。

旧小脑接受由脊髓传来的躯体特定区域的感觉信息，因此旧小脑经常被称为脊髓小脑。旧小脑同时调节运动和肌肉的状况。旧小脑损伤后会产生协同性缺失，类似于新小脑损伤后所产生的症状。

新小脑在人类小脑中占据主导地位，它占据了小脑的两个半球。大脑皮层广大的区域都有输入到新小脑，所以新小脑也被称为皮层小脑。新小脑修饰运动皮层的输出。因为右边的新小脑控制左边的运动皮层的活动，而左边皮层影响右边的肢体的运动，所以新小脑是调节同侧的肢体的运动。新小脑在程序性运动中和前运动皮层相互作用。

大脑在很多方面都堪称动物王国的世界之最。正是由于大脑是机体中结构最为复杂的部分，才可能使其对机体的调控达到如此惊人的准确和协调。

白质和灰质

在新鲜的脑切面上可以看到，有些部位呈灰色，例如大脑皮层，大脑皮层下面的纹状体等地方。这些部位被称为灰质，灰质是神经细胞集中的地方。有些部位呈白色，例如大脑深部的内囊，连接两侧大脑半球的胼胝体。这些部位被称为白质，白质是神经纤维集中的所在，脑内集中的神经传导纤维所在的地方就是白质。还有一些区域，白质或灰质不十分明显和突出，表示这里就是神经细胞体和神经纤维混杂、穿插的所在，称为网状结构。

脑脊液

脑的外面有一层脑壳包裹着，在脑和脑壳之间有一层"水"存在，这层"水"就是"脑脊液"，起着保护脑的作用。脑脊液像软垫子一样，使人在运动时，脑子不会因受震动而碰坏。脑脊液不仅保护脑，而且对脊髓同样有保护作用。

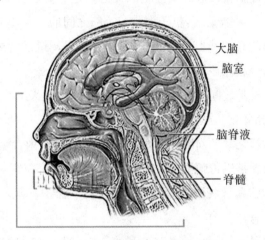

大脑
脑室
脑脊液
脊髓

脑脊液循环流动于脑部和脊髓之间

脑脊液是透明而稍带黄色的液体，发源于大脑左右两个侧室。在婴儿期有 40~60 毫升，在幼儿期有 60~100 毫升，少年期有 80~120 毫升，成人则为 150~200 毫升。脑脊液是活水，它不断地被生产出来，每分钟的产量约 0.35 毫升，又不断地被吸收，周而复始，保持着恒定的数量。它在脑血管博动推动下，顺着一定的路线，经过几个脑室而循环运行。

脑脊液里有蛋白质、葡萄糖和氯化物等，可以带给脑子必需的营养，还能把脑子不需要的、有害的废物带到血液里去。

此外，脑脊液还有点"屏障作用"，可防止细菌、病毒或有害物质侵犯脑子和脊髓。

硬膜、蛛网膜和软膜

脑和脊髓是人体的"指挥系统"，但是，它们的组织却是娇嫩的，必须受到严密的保护。构成脑和脊髓的保护层的是3层被膜：硬膜、蛛网膜和软膜。硬膜最厚，位于最外层，是由坚硬的结缔组织构成，起着保护作用；蛛网膜薄而透明，位于硬膜和软膜之间；软膜位于最内层，血管丰富，负责供应脑和脊髓的营养。

在颅腔内，硬脑膜还形成一些板状突起。这些突起深入到两侧大脑半球之间的，称为"大脑镰"；位于大脑与小脑之间的是"小脑幕"；而在两侧小脑半球之间的有"小脑镰"，以及围绕在蝶鞍周围的"鞍隔"。它们进一步对脑的各部分起保护作用。

在硬脊膜与椎骨之间，有硬膜外腔，是医生给病人进行硬膜外麻醉时注射麻醉药物的部位。

蛛网膜与软膜之间的间隙，称为"蛛网膜下隙"，内含脑脊髓液，与脑的网膜下腔相通，是进行腰椎麻醉时注射麻醉药物的部位。

由此可见，脑和脊髓的被膜不仅具有支持、保护、营养的功能，而且具有重要的临床意义。

在一定的情况下，硬脑膜也有不利的一面。即当脑组织受到肿瘤或血肿的压迫而移位时，由于硬脑膜的限制，移位的脑组织进一步压迫其他脑组织，形成"脑疝"，即脑组织突出至不正常的部位，因而导致严重的机能障碍，甚至引起生命危险。例如，大脑颞叶压迫中脑的大脑脚，可引起对侧肢体瘫痪（偏瘫）；小脑扁桃体压迫延髓，可因管理呼吸、心脏跳动的"生命中枢"受到抑制而造成死亡。

脑 垂 体

脑垂体又称垂体，是人体最重要的内分泌腺，靠垂体柄（漏斗柄）与

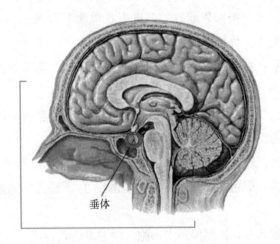

垂体

脑垂体

下丘脑相连，悬垂于脑下方的垂体窝内。成人的垂体重 0.5~0.6 克，女性略大。

腺垂体和神经垂体虽然共同组成垂体，但在发生学、组织学和生理功能方面都极为不同。腺垂体是由 6 种腺细胞组成的腺体组织；神经垂体是神经垂体细胞组成的神经组织，而不含腺细胞。腺垂体分泌至少 7 种激素，与下丘脑形成一个紧密联系的功能单位，起着上连中枢神经，下接靶腺的"桥梁"作用；神经垂体不能合成激素，而只是贮存和释放由下丘脑的视上核、室旁核等神经分泌部位合成的激素。事实上把神经垂体看做下丘脑的延伸部分，与腺垂体共同组成下丘脑——垂体功能单位更为恰当。垂体在整个内分泌系统中起着重要的作用，各部分都有独自的任务。腺垂体细胞分泌的激素主要有 7 种，它们分别为生长激素、催乳素、促甲状腺激素、促性腺激素、促肾上腺皮质激素（黄体生成素和卵泡刺激素）和黑色细胞刺激素。神经垂体本身不会制造激素，而是起一个仓库的作用。下丘脑的视上核和室旁核制造的抗利尿激素和催产素，通过下丘脑与垂体之间的神经纤维被送到神经垂体贮存起来，当身体需要时就释放到血液中。

垂体激素的主要功能如下：

生长激素：促进生长发育，促进蛋白质合成及骨骼生长。

催乳素：促进乳房发育成熟和乳汁分泌。

促甲状腺激素：控制甲状腺，促进甲状腺激素合成和释放，刺激甲状腺增生，细胞增大，数量增多。

促性腺激素：控制性腺，促进性腺的生长发育，调节性激素的合成和分泌等。

促肾上腺皮质激素：控制肾上腺皮质，促进肾上腺皮质激素合成和释放，促进肾上腺皮质细胞增生。

卵泡刺激素：促进男子睾丸产生精子，女子卵巢生产卵子。

黄体生成素：促进男子睾丸制造睾丸酮，女子卵巢制造雌激素、孕激素，帮助排卵。

色素细胞刺激素：控制黑色素细胞，促进黑色素合成。

抗利尿激素：管理肾脏排尿量多少，升高血压。

催产素：促进子宫收缩，有助于分娩。

脑的功能

脑 的 四 大 功 能

简单地说，脑有四大功能：感觉、运动、调节（适应）、高级功能。感觉功能是指外界各种刺激传入到脑的过程。运动功能是指脑和脊髓把指令传出到肌肉及内脏，使机体发生运动的过程。调节（适应）功能是指脑怎样保持个体生存和种族繁衍。高级功能是指认知、注意、学习、记忆、语言、思维等。

所谓脑的四大功能，仅仅是一种比较合理的大致区分。感觉功能依赖于身体各种感受器，感受环境中的变化，然后传到脑，这似乎很理所当然。但是被感觉到的外部刺激怎样转变为人的知觉，其实也是一种高级功能。运动功能是依靠骨骼肌、平滑肌及分泌腺来实现的，在体内，通过反射的方式影响运动，这些都很容易被理解为是神经系统的运动功能。但是随意运动，这随意的"意"是哪里来的？或者说这个"意"的程序设计是如何做出来的？实际上这都是脑的功能。

脑 的 神 经 传 导 径

脑的基本功能是传导与处理信息。因此，脑内各部分之间，以及脑和脊髓之间必须传送与交换信息。脑内许多上下、左右、或长或短的相互联

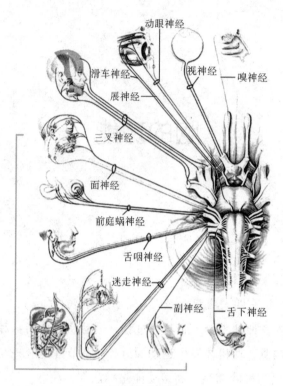

动眼神经

滑车神经
展神经
视神经
嗅神经

三叉神经

面神经

前庭蜗神经

舌咽神经

迷走神经

副神经
舌下神经

颅神经示意图

络的传导通路，是由脑内各种传导径神经元的轴突汇集成束后形成的，其功能即传导信息。运动传导径是由脑的高级中枢向低级中枢发出的传导径，也称下行通路，它的任务是发出脑的各种指令；感觉传导径是由感受器（感觉器官）到大脑皮层相应感觉区的传导径，它的任务是将各种信息传向脑。传导径的命名原则是把发出的部位放在前面，把接受的部位放在后面。例如脊髓丘脑束，表示从脊髓传向丘脑，所以称为感觉传导径；皮层脊髓束，表示从大脑皮层走向脊髓，称为运动传导径。左、右两半球之间也有传导径，最有名的是胼胝体。此外，还有许多短的传导径。

　　脑与全身各器官的信息交往是通过12对颅神经和31对脊神经分别将信息传入脑或离开脑而完成的；脑与全身各内脏器官的信息交往是通过自主神经（植物）来完成的。头部及全身的信息通过感觉神经传入到脑和脊髓；

脑要发动任何动作、作出行为反应以调节躯体及内脏功能，必须通过运动（植物）神经发出指令，指挥全身各器官。

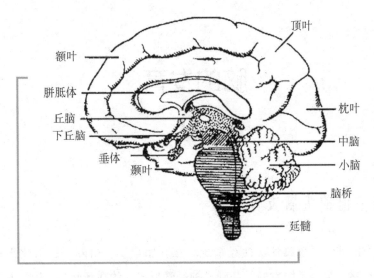

额叶
胼胝体
丘脑
下丘脑
垂体
颞叶
顶叶
枕叶
中脑
小脑
脑桥
延髓

脑的纵剖面

12 对颅神经中除嗅神经外，均自脑干发出。颅神经是脑接受感觉信息传入脑和发放运动指令离开脑的途径，有的是纯运动的，有的是纯感觉的，有的是感觉与运动混合的。人的 31 对脊神经中均含有传入（感觉）和传出（运动）成分。

就单细胞生物，甚至简单的多细胞生物而言，每个细胞都可能直接与环境相接触，环境的变化可以直接作用到细胞，细胞的活动也可以直接影响环境。但是对于高等动物，特别是我们人这样由无数细胞、许多组织与系统所组成的复杂系统，需要在体内各部之间，身体与环境之间进行信息的交流与传播，以便身体能够恰如其分地适应环境的变化，于是出现了神经系统。

脑的发育

出生前的大脑发育

人类的神经系统属管状神经系统。在胚胎早期，由外胚层演化出神经管，它是整个神经系统发展的基础。神经管形成后约在胚胎第 4 周，其前端发育成为 3 个膨大的部分，即原始前脑、中脑及菱脑。胚胎第 5 周时原始前脑又发育为端脑及间脑，中脑不变，菱脑发育为后脑和末脑，末脑与脊髓相连。

胚胎第 22 日，前褶隆起并向两侧扩展形成视沟，以后发育为视凹陷，将来演变为视网膜及视神经。胚胎第 5 周，前脑已发育为端脑（大脑半球）及间脑。端脑由两个外侧突起（大脑泡）和连接两侧大脑泡的中间区域的终板所组成。大脑泡的基部壁较厚，将来发育为纹状体，其余部分的壁较薄，将来发育为大脑皮层。终板发育成大脑联合，连接两侧大脑半球。两侧大脑半球均有侧脑室，经过室间孔与第三脑室相联。大脑的前极向前发展为额叶，后极向尾—腹外侧方向卷曲形成颞叶，以后陆续出现脑岛、枕叶和顶叶。由于大脑表面的皮层生长速度较深层的白质迅速，因而皮层出现皱褶，此即大脑皮层上的沟和回。胎儿 6 个月时大脑表面已可见到一些沟及回。胎儿 7 个月时脑沟、脑回的模样已较清楚。生后 6 个月大脑皮质才分化为明显的 6 层细胞，但分化完成要到儿童期。侧脑室及脉络丛也由前脑发育而成。

间脑由丘脑上部、丘脑及丘脑下部组成。丘脑上部将来发育为松果体和后联合、僵核。丘脑处含有大量的神经细胞（丘脑核团），包括内、外侧膝状体。丘脑下部将来发育为视交叉、灰结节、乳头体等。

胚胎第 22 日时仅有一个节段为中脑，第 26～28 日已有顶盖及大脑脚盖组织，第 32 日有动眼神经及滑车神经纤维，第 34 日可见位于大脑脚盖外的脑神经核，第 43 日可见上丘及下丘组织。胎儿 3 个月末，红核已很明显。中脑以后发育成为动眼神经及滑车神经核、Edinger-Westphal 核及一些长束（如皮质脊髓束、皮质延髓束及皮质桥脑束等），还发育成上丘、下丘、黑质、红核及中脑网状结构等。自胚胎时期一直到出生时为止，黑质的细胞不含黑色素颗粒，到生后 4～5 岁

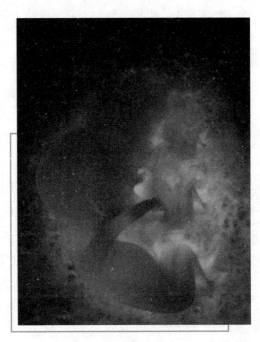

胎儿脑的发育

才有黑色素颗粒。中脑的脑室腔发育成为中脑水管。

菱脑的发育较为复杂，开始时仅有 7 个神经节段，胎儿第 5 周时菱脑发育成为后脑及末脑。末脑发育为延髓及延髓中的运动及感觉神经核，如舌下神经核、疑核、迷走神经背核和下涎核、孤束核、三叉神经脊束核、前庭及蜗神经核、网状结构核、楔束核、薄束核以及上、下行的神经纤维，使灰质和白质混杂构成网状结构。在后脑的背部发育成为小脑，腹部发育为脑桥。

脑桥的背部，即被盖，在发育的过程中逐渐形成许多神经核，包括展神经核、三叉神经运动核、面神经核、上涎核、脑桥网状结构核、前庭—蜗神经核、三叉神经感觉核和孤束核等。脑桥的腹部即脑桥的基底，有上

行、下行及终止于此处的神经纤维。

小脑起始于后脑翼板背外侧增厚的菱唇，以后发育成为小脑板。小脑板分为脑室内部和脑室外部，脑室内部突入第四脑室，脑室外部在表面膨突，迅速增大，组成小脑的大部。至胎儿第四个月末，小脑皮质发育加快，陆续出现小叶和裂。

出生后的大脑发育

脑重量

自妊娠中期开始到出生后 18 个月脑重量增加迅速，此后增重速度减慢。新生儿脑重 370～390 克，6 个月时约 700 克，1 岁时约 950 克，3 岁时约 1140 克，10 岁时约 1350 克，成人脑重量约为 1710 克。人的脑重存在较大的个体差异。生后脑重量及体积的增加主要是神经元的树状突和轴突数目不断增多以及少枝胶质细胞分裂旺盛的结果。

脑细胞密度

脑细胞密度是以每一个显微镜视野内的神经细胞数目或单位脑重量中DNA 的量来表达的。前脑的细胞密度随着胎龄的增加而下降。这是由于细胞内物质及细胞外髓鞘的增加比细胞数增加快造成稀释所致，所以生后前脑细跑密度改变不多。小脑细胞密度恰与前脑相反，随着胎龄的增加而增加，并持续至出生后的第一年。

脑细胞总数

通过测定脑内总 DNA 含量，可反映脑内细胞总数。小脑细胞总数增加的速度比前脑及脑干更为迅速，到生后 15 个月时小脑细胞的总数已达到成人的数目，而前脑及脑干部位的细胞总数仅为成人总数的 65%。小脑的迅速增长可由髓鞘形成的速度及小脑重量的增加反映出来。小脑发育的成熟与生长发育阶段较早出现平衡的功能是一致的。

生化成分的改变

人脑中的水分与其他正在发育的组织一样，随着发育趋向成熟逐渐下降。与此同时，脑组织中的脂肪含量逐渐增加。

髓鞘形成

4岁之前髓鞘已大部分形成。由于4岁以前髓鞘发育尚未最后完成，因此4岁以下的婴幼儿对外来刺激反应较慢，并易于泛化。

脑的发育如前述，但在整个发育的过程中有两个重要的阶段：第一阶段为成神经细胞迅速增殖阶段，为胚胎第10～18周，决定以后神经细胞的数目；第二阶段为脑迅速增重阶段，包括神经细胞树状突分枝形成，神经细胞突触的连接及髓鞘化，这一阶段持续时间较长。出生之后神经系统继续发育，脑重量迅速增加，头围迅速增大。

脑发育受到内外环境的影响。

遗传的影响

人的基因异常或染色体异常均可导致脑发育异常。例如，苯丙酮尿症就是一种因基因缺陷导致的大脑发育异常。患者的酶系统存在问题，排出的尿液气味、颜色均异于常人，可导致智力缺陷。如能早期发现，喂食特殊的食物，可以扭转。唐氏综合征是一种严重的智力落后疾病，这是由于患者的第21对染色体多出一条造成的。患者一般智力严重低下，缺乏学习能力。

胎内感染

孕妇患感染性疾病时，病原体可以通过胎盘而使胎儿感染。如胎内的病毒感染引起的脑炎，常有神经组织的破坏，严重者有细胞的分解及局灶性坏死。各种病原体对神经细胞的影响并不相同。例如肠道病毒及巨细胞包涵体病毒主要影响正在分裂的神经细胞，以脑室周围及肢带皮层区最为明显；风疹病毒则抑制全身各种细胞的分裂及生长，因此除神经系统受到影响外，还有宫内生长迟缓的危险。

病原体对中枢神经系统的影响与胎内感染发生的妊娠时期以及胎儿和母体的免疫情况有关。如弓形体原虫、巨细胞包涵体病毒、风疹病毒的感染，若发生在妊娠初3个月，则损害严重。胎儿4个月前被梅毒螺旋体感染，中枢神经系统不会出现炎症现象，如果4个月以后感染，由于血管受累、阻塞，会出现局灶性脑损害，加上免疫反应的破坏，更加重了中枢神经系统的损害。

营养不良的影响

自无极的成神经细胞发育为成熟的前角运动神经细胞，其蛋白质含量要增加200倍以上。营养不良对脑发育的影响程度，决定于营养不良发生的阶段、程度、持续的时间以及纠正的速度。如果营养不良发生在脑发育的关键阶段（如胚胎第10～18周），以及妊娠的最后3个月至生后的24个月内，且持续时间较长，又不能及时纠正，则对脑发育所造成的后果是严重的。例如胎儿出生后6个月内出现严重的营养不良，不仅影响胎儿的体格发育，其心理的发展也会落后。即使补充营养，体重恢复正常，但神经的发育障碍已不可逆转。如果孕妇的营养条件较差，娩出的新生儿体重在2000克以下者较多，其脑重量要比对照组低15%，尤以延髓中类脂含量减少最明显。所以，孕妇营养不良、婴儿期营养不良均可造成小儿脑部解剖及功能上的改变。

各种维生素及微量元素的缺乏，对神经系统的发育也有影响。有报道表明，孕妇缺乏维生素A者，生育的孩子中出现小头畸形、无眼及失明者较多。维生素B_6缺乏或依赖的新生儿，常于出生后不久出现反复的抽搐及脑内代谢障碍，将来可能发生智能发育落后。孕妇妊娠早期缺乏叶酸可造成胎儿神经管畸形。孕妇缺铜可使肠道运转铜发生障碍，娩出的小儿头小，会发生智能及运动障碍和局灶性的大脑及小脑退行性变。缺锌的地区，如伊朗及埃及的某些偏僻的农村，无脑儿的发生率高达0.78%。缺碘严重可造成呆小病，患者身材矮小，智力功能严重受损。据1992年统计，我国许多地区居民存在着程度不一的缺碘，全国有地方性甲状腺病人700多万，地方性甲状腺功能减低症（克汀病）病人近 20 万，亚克汀病病人 800 多万。我国积极推广碘盐的意义即在于此。

缺氧、缺血的影响往往同时存在，多发生在围产期早产儿，引起新生儿缺血缺氧性脑病，使脑组织发生水肿、软化、坏死、出血等病理改变。引起的原因往往为早产、宫内窘迫和新生儿窒息以及出生后的疾病（主要为呼吸系统和循环系统疾病）。

不同胎龄新生儿脑成熟的部位不同，对缺氧、缺血的易感程度亦不同。对早产儿而言，易感区在脑室管膜下的生发层，该区细胞多，血管丰富，代谢率高，需氧量多，对缺氧比较敏感，尤其在胎儿 28±8 周时。胎龄 32~34 周后，该处活跃的神经细胞移行至大脑皮质，生发层渐渐由白质代替。所以当早产儿有严重的呼吸困难和循环障碍（如低血压）时，该处首先受累，组织坏死、软化，继而产生星形细胞及小胶质细胞增生，影响以后神经细胞的移行。

足月儿的大脑因大脑皮层活跃细胞的移入而成为敏感区。此时大脑皮质已分层，以第二和第三层细胞对缺氧、缺血最为敏感。另外，大脑顶、额部接近的矢状缝旁部位是大脑前、中、后动脉末梢交界的边缘区，亦是足月儿缺氧、缺血的敏感区。

疾病影响

患有糖尿病的孕妇所生育的婴儿，先天性畸形的发生率较正常者高出 2~6 倍。

甲状腺功能亢进的孕妇所生育的子代，小头畸形的发生率比正常者高 13 倍。孕母患苯丙酮尿症未经治疗，娩出的婴儿虽然血中苯丙氨酸的值正常，但该小儿的智力发育差，这是由于妊娠时母血中高浓度的苯丙氨酸可以通过胎盘进入胎血。

小儿出生后的疾病，尤其是神经系统的感染性疾病、各种病因引起的脑病及脑外伤，会留有不同程度的后遗症，引起智能迟缓。小儿癫痫反复发作而不予及时治疗亦会影响智力发展。

药物影响

　　孕妇妊娠期用药，尤其在最初3个月，对胎儿的影响较大。如放射性碘可以破坏胎儿的甲状腺，引起胎儿甲状腺功能不足，影响神经系统的发育。孕妇慢性酒精中毒可引起胎儿小头畸形，胎儿娩出后有44%～89%智能低下。孕妇长期服用糖皮质激素类药物，除出现宫内生长不良、早产外，无脑儿及脑积水的发生率也较高。妊娠3个月内服用利眠宁者，胎儿畸形的发生率为11%～12%，有智能迟缓、脑性瘫痪、耳聋及小头畸形等。链霉素、庆大霉素、卡那霉素等对胎儿的前庭蜗神经有影响。小儿出生后长期应用上述药物，亦有类似的影响。

环境影响

　　放射线的照射除在妊娠早期可以杀伤分裂较快的神经细胞，影响神经细胞的增殖及移行外，还可对染色体产生不良影响。日本广岛原子弹爆炸后，其中心地区妊娠妇女所娩出的子代，中枢神经系统畸形（包括小头畸形）较多，这是最明显的例子。所以怀孕期用药要严格遵从医嘱。孕妇在怀孕期间不能随便接受X光检查，特别在怀孕的早期应禁止X光照射。

　　环境受到铅污染后，儿童血铅含量升高会导致智力的下降，如果血铅水平超过一定限度、对智力发展会产生不可回逆的损害。

神经系统的结构与功能

神经元

经过长期的进化发展过程，地球上的大多数动物群体都具有了神经系统。从低等动物到高等动物再到人类，其神经系统都由神经细胞和神经胶质细胞构成。到目前为止，我们发现神经系统的结构和功能单位是神经细胞。神经细胞也称为神经元。较低等的动物，如海兔的神经系统只有2000多个神经元，而人的大脑有100亿个神经元。一般来说，越是高等的动物，其神经元的数量越多。

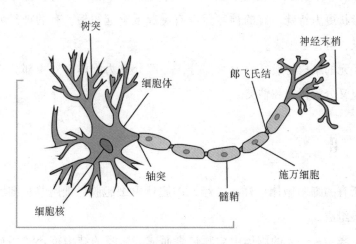

神经元结构示意图

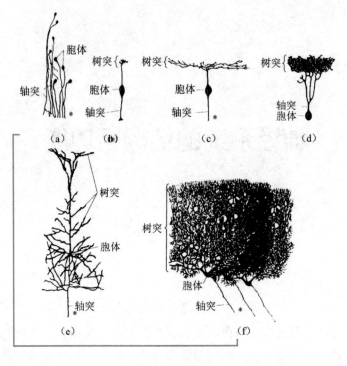

形体各异的神经元

神经元的大小和形状千差万别。从细胞体的大小来说，其范围大约为3~155微米。其细胞体的形状有圆球状、椭球状、锥体状等；如果加上突起，则形状更为特殊。有的神经元没有突起或突起很短，有的神经元的突起则很长，可达1米多。

神经元的结构一般可分为两部分，一部分称为胞体，另一部分称为突起。突起又分为树突和轴突。

胞　体

和所有的细胞胞体一样，神经元的胞体由细胞膜、细胞浆、细胞器和细胞核等组成。

细胞膜　神经元的胞体由质膜包裹而成。质膜的结构符合"脂质双层液态镶嵌模型"，即其基本的构成是双脂层。双层磷脂的外层是亲水性的基团，朝向细胞外的头部基团大都含有胆碱，而向细胞内的基团大都含有氨基酸。双层磷脂的中间是疏水性基团。脂质的熔点较低，在一般的室温下是液态，并且可以流动。一些实验证明了这种流动性。组成脂质的一般是磷脂。每个磷脂分子由磷酸和碱基组成亲水性基团。两条长的脂肪烃链处在双层质膜的中间，两两相对。按照热力学公式的计算，这样的脂质双层处于最稳定的状态。神经膜的构成使得水分子容易通过，而各种离子如K^+、Na^+等就不能自由地通过。

在脂质双层中镶嵌有蛋白质。这些蛋白质在膜中的位置有三种情况：一种是贯穿于膜内外两侧的蛋白质，另一种是蛋白质的一半露在膜的外面，而另一半则埋在膜中，还有一种是蛋白质全部埋在膜中。镶嵌在细胞膜中不同位置的蛋白质具有各种不同的生理功能，它们构成了离子通道、载体、受体和各种酶。

由于质膜是液态的，所以镶嵌在其中的蛋白质也具有流动性，好像是漂浮在海面上的冰山。在一些实验中，对膜上的蛋白质做荧光标记，然后在显微镜下观察，发现这些标记物不断地移动。蛋白质的这种流动性不是无序的、随机的，而是受到一定的生理调控。例如神经肌肉接头处的乙酰胆碱受体通常聚集在肌膜终板处，但是当切断支配该肌肉的神经后，乙酰胆碱受体就会漂浮在整个肌肉细胞的表面。

细胞膜上所含的糖类有寡糖和多糖。这些糖类和质膜的脂类或蛋白质相结合形成糖脂或糖蛋白。这些糖可能具有的一种功能是表示某种免疫信息和作为膜受体的可识别部分。

总之，神经元的细胞膜和其他细胞一样，即脂质双层作为膜的基本骨架，而镶嵌在其中的蛋白质和连接在其外表面的糖类分子一起完成许多重要的生理功能。

细胞器　细胞质（又称细胞浆）内含有许多细胞器，包括线粒体、高尔基体、溶酶体等，但较为特殊的是尼氏体和神经原纤维。尼氏体只存在于胞体和树突中，而在轴突和轴丘中没有观察到。在电镜下，尼氏体由粗面内质网和核糖核蛋白体所组成，是神经元内合成蛋白质的主要部位。

神经原纤维为成束排列的细束，由直径不等的神经微管和微丝组成。有的在胞体中交织成网，有的在轴突中和树突中彼此平行，密集成束。神经原纤维的功能可能是起细胞骨架的作用和协助轴浆运输物质。

细胞核 细胞核一般位于神经细胞的中央。每个神经细胞有一个核，核内含有由 DNA 和有关蛋白质组成的遗传物质。细胞核的大小与神经元的大小有关。细胞核核膜的组成和质膜的组成基本是一样的。在核膜上有许多孔洞，称为核孔。一方面在细胞核内转录成的信使 mRNA 等要离开核，转移到胞质，另一方面合成这些物质的原材料来自胞浆。所以核孔内有双路运输的穿梭。核内也有一些受体，协助类同醇类激素起到生理作用。核内的 DNA 有两种作用：一是可复制自身，进行细胞分裂；二是作为模板制造神经元所需要的各种不同的功能蛋白质。

突　起

神经元的突起分为两种类型，一种是树突，另一种是轴突。

树突 树突是胞体向外生长的树状突起，其内容物和胞体大致相同。树突的基部较宽，向外生长时反复分支和不断变细，一般较短。在树突的小分支上有大量的细刺状突起，称为"棘"，是和其他神经元具有机能性连接的部位。一个神经元的胞体可发出许多树突。

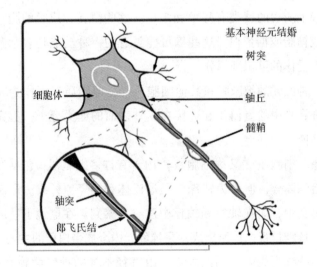

基本神经元结婚

树突

细胞体

轴丘

髓鞘

轴突

郎飞氏结

树　突

树突接受其他神经元传来的信息，在胞体综合后，从轴突传向下一级神经元。目前我们知道信息也可以在树突这一层次进行传递，即由树突接受信息，然后从树突传出，而不必从轴突或胞体传出。作为接受信息的树突终末，在许多感觉器官中会和特化的结构相结合，组成感受器。

神经元树突树的精细结构很好地反映了它与其他神经元形成突触连接的复杂性。脑的功能依赖于高度精确的突触连接，它们在胎儿期形成，并在婴儿期与孩童早期进一步完善。但是这种复杂的发育过程极易受到破坏。大脑发育受损后会引起认知功能低下，从而影响适应性行为。

标准化测试表明：普通人群的智力水平按高斯曲线分布。根据惯例，将智商平均值设为100。约2/3的人在平均值正负15的范围内（一个标准偏差），95%的人在平均值正负30的范围内（两个标准偏差）。智商低于70且认知缺陷，使她或他不能根据周围生活环境调节行为，就是智障。2%~3%的人属于这种情况。

产生智障的原因很多，最严重的是由遗传疾病导致，如苯丙酮尿症（PKU）。其基本的病变为肝脏中缺乏代谢饮食中苯丙氨酸的酶。出生时患有PKU的婴儿脑与血液中的苯丙氨酸浓度过高。如果不及时治疗就会阻碍脑的发育，导致严重智障。另一个例子是唐氏综合征，胎儿21号染色体多一条拷贝，干扰了脑发育过程中正常基因的表达，造成智障。

智障的第二种原因是怀孕和分娩过程中的意外。例如母亲在分娩时感染德国麻疹（风疹），产生窒息。智障的第三种原因是怀孕过程中缺乏营养。例如胎儿酒精综合征，即因母亲酗酒，在怀孕其间饮食不正常，且酒精也对胎儿产生影响，导致孩子发育异常。第四种原因是最普遍的，即单调环境的影响，如婴儿时期缺乏营养、社交和感觉刺激。

有些智障病人有明显的身体表现（如生长缓慢，头、手、身体的结构异常），但大多智障病人只有行为症状。这些人的脑粗看很正常，那么是什么样的脑结构变化造成他们有严重的认知缺陷呢？20世纪70年代，科学家们发现了重要的线索。他们用高尔基染色法研究智障儿童的脑，发现其神经元的树突结构发生了明显的改变。智障儿童的树突上少了很多树突棘，而仅有的少量树突棘又异常细长。进一步观察发现，树突棘改变的程度与智力迟钝的程度成正相关。

树突棘是突触输入的重要位点。有科学家指出：智障儿童的树突棘与正常胎儿的树突棘非常相似。而智障是由于脑在发育过程中正常的神经环路没有形成。这一开创性结果发表后 30 年来已被确定。正常突触的发育（包括树突棘的成熟）主要依赖于婴儿和儿童早期的环境。在发育早期的关键阶段，单调环境导致大脑环路的严重改变。目前我们知道，这种剥夺诱发的改变如果及时干预是可以逆转的。

轴突　神经元的胞体只发出一根轴突，胞体发出轴突的部位被称为轴丘。轴丘是动作电位产生的部位。刚从胞体发出的轴突无髓鞘包裹，随后整个轴突都由髓鞘所包裹。在中枢神经系统中，髓鞘由少突胶质细胞形成。在周围神经系统中，髓鞘由施万细胞形成。轴突区别于胞体的两个显著特点是：

①轴突不含粗面 ER，仅有少量的游离核糖体；

②轴突膜的蛋白质组成基本不同于胞体膜。

这些结构上的差异导致了功能上的不同。由于轴突不含核糖体，因此也没有蛋白质合成。轴突内的所有蛋白质都必须来源于胞体。正是轴突膜上的不同蛋白质使得轴突能长距离传递信息。

轴突长度可短于 1 毫米，也可长于 1 米。在轴突的主干上，常可向直角方向发出侧支，称为轴突侧支。有时候，轴突侧支会返回产生轴突的同一细胞或邻近区域的神经细胞，形成反馈作用。例如脊髓前角的运动神经元的轴突发出动作电位来支配肌肉运动。同时该轴突会发出侧支激活抑制性神经元，反过来抑制性神经元和该运动神经元形成突触连接，抑制该神经元的发放，从而保证肌肉运动的准确性，不会重复收缩。

轴突的粗细在全长是均匀一致的。轴突内的胞浆被称为轴浆，它与胞体的神经浆相连，存在着双向流动，被称为轴浆流，起着物质运输的作用。由于在轴突中不存在尼氏小体，所以不能合成蛋白质。新的蛋白质将由胞体合成，再向轴突方向运输。而轴突的代谢产物，则由轴突向胞体方向运送。辣根过氧化酶染色法就是利用轴浆运输的特点。

轴突的末端脱去髓鞘后反复分支。每一个分支的末端膨大，称为突触

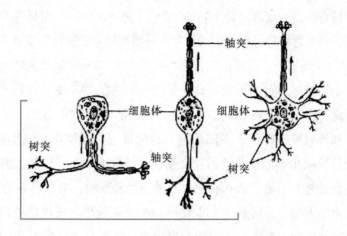

轴 突

前终末。这是神经元之间传递信息的装置。突触前终末和另一个细胞相接触（可以和树突或胞体等）的部位，被称为突触。发出信息的神经元被称为突触前细胞，而接受信息的神经元被称为突触后细胞。突触前和突触后存在突触间隙。

与其他脊椎动物相比，哺乳动物在很多方面如计算能力和行为适应性变化，远远优于水生动物（如鱼、两栖类）。然而有趣的是，鱼和青蛙具有另一个优势——成年动物的中枢神经系统（CNS）受损断裂后，轴突具有再生功能。如青蛙的视神经被切断后，能重新长好（视神经属于中枢神经系统，其外面包裹三层膜，类同于脊髓和脑外面的三层膜）。而人的视神经被切断，将会永远失明。人类的脊髓断裂也不能再连接起来，如我们大家都知道的桑兰的故事。当然，我们的 CNS 轴突在发育早期也很长，但出生后不久发生了一些变化，使 CNS（特别是白质）形成了不利于轴突生长的环境。

当轴突被切断后，其远端部分由于与胞体分离逐渐退化。而近端部分的切割顶端最初通过产生生长锥而继续延伸。在成年哺乳动物 CNS 中，这种生长被异常中断。但在哺乳动物外周神经系统（PNS）中就不完全如此。外周神经被切割后，随着时间的推移，失去神经皮肤的感觉功能最终会恢复过来。这是因为 PNS 轴突能远距离再生。

令人惊奇的是，哺乳动物 PNS 和 CNS 之间的这种巨大差异并非在于神经元本身。PNS 背根神经节细胞的轴突在外周神经中能够很好地再生，但若处于背角 CNS 环境中，则停止生长。相反，如果 CNS 的运动神经元轴突在外周神经中被切断，它能重新生长至靶位。如果在 CNS 中被切断，则无法再生。因此，CNS 和 PNS 之间的差异在于两者的环境不同。

中枢和外周神经有什么不同的地方，使得它们能够生长或不能生长？其中一点差异就在于形成髓鞘的胶质细胞：CNS 中为少突胶质细胞，而外周神经轴突是施万细胞。Martin Schwab 做的实验表明，组织培养的 CNS 神经元沿着由施万细胞，而不是由非 CNS 的少突胶质细胞所提供的底物延伸出轴突。这一发现引导大家去寻求抑制轴突生长的神经胶质因子。2000 年初终于确定了一种称为 nogo 的分子。少突胶质细胞受损时，nogo 明显释放。nogo 的抗体可中和该分子的轴突生长抑制作用。Schwab 和他的同事将抗 nogo 的抗体（称为 IN－1）注入了脊髓受损的成年大鼠体内。这一治疗方法使得大约 5% 的断裂轴突得以再生。或许，这一疗效并不显著，但却足以让动物表现出显著的功能恢复。相同的抗体也已经在神经系统中被用于 nogo 的定位。这一蛋白由哺乳动物而非鱼类的少突胶质细胞产生，而施万细胞中没有。

形成哺乳动物大脑的最后步骤之一，是将新生轴突包裹入髓鞘。这对于提高动作电位的传导速率非常有利，但却要为之付出极大的代价——轴突受损后生长被抑制。20 世纪，神经科学家都接受成年 CNS 缺乏轴突再生功能这一令人沮丧的生命现象。然而，最近发现了具有刺激或抑制 CNS 轴突生长的分子，为 21 世纪 CNS 疾病的治疗提供了希望，这些分子可用于促进受损病人脑和脊髓中轴突的再生。

为了研究的方便，可以把神经元进行分类，神经元的分类有多种方法。

一种分类法是按照突起的数量来分。神经元胞体的形状和突起的长短、数量是多种多样的。我们根据神经元突起的数目将神经元分为单极神经元、双极神经元和多极神经元三种。单极神经元或称假单极神经元，从胞体只伸出一根突起，突起离开胞体后不久再分为轴突（中枢突）和树突（周围突）。例如脊神经节中的细胞均属此类。树突接受外界的刺激信号，向胞体传送信息，轴突将神经冲动由胞体传出，传向下一级神经元。双极神经元多为梭形，从胞体的两端各发出一根突起。如视网膜中的双极神经细胞属于此类。多极神经元是由胞体发出两根以上的突起，其中一根为轴突，长而细，其余的为树突，而且一根树突又有许多分支，中枢神经系统内的神经元多属此类。

另一种形态分类法是按照轴突的长短，把神经元分为高尔基Ⅰ型和高尔基Ⅱ型。前者轴突细长，连接范围较广的神经元；后者轴突甚短，仅与邻近的神经元连接。此外还有一些特殊的神经元，如无足细胞没有明显的轴突，存在于视网膜等处。

还可以按树突的特点分类。神经元之间，树突树变化范围很大。一些细胞起了非常优雅的名字，比如"双花束细胞"。其他的名字则没那么有趣，比如"n细胞"。大脑中特定部分神经元的分类是独特的。例如，在大脑皮层（紧贴大脑表面下的结构）有两大类神经元：锥体细胞（金字塔形）和星形细胞（星状）。另一种区分神经元的简单方法是根据它们的树突是否有棘。有棘的叫做棘状神经元，没有的叫做无棘神经元。按照树突特点的分类方法是互相重叠的。例如，在大脑皮层，所有的锥体细胞都是棘状的，而星形细胞可以是棘状的，也可以是无棘的。

神经元又可按照功能分为感觉神经元、中间神经元和运动神经元。脑、脊神经节、脊髓和脑干感觉核中的神经元为感觉神经元；大脑皮质的锥体细胞、脑干运动核和脊髓前柱等处的神经元为运动神经元；而脑内大多数的神经元只和其他神经元建立连接，体积较小的称为中间神经元，如丘脑、脊髓后柱的一些神经元。

此外，还可以根据神经元的作用分为兴奋性神经元和抑制性神经元。如脊髓前角内的躯体运动神经元为兴奋性神经元；闰绍氏细胞为抑制性神经元。根据神经元释放的递质不同可将神经元分为胆碱能神经元、肾上腺素能神经元、多巴胺神经元、羟色胺神经元等。

神经胶质细胞

中枢神经系统中存在着大量的非神经元，即神经胶质细胞。在哺乳动

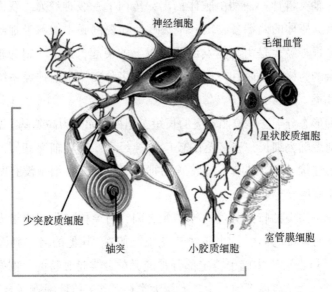

神经细胞

毛细血管

星状胶质细胞

室管膜细胞

小胶质细胞

轴突

少突胶质细胞

神经胶质细胞

物的大脑中，神经胶质细胞的数量为神经细胞的 10～50 倍。它们在中枢神经系统内部构成部分实质，并衬在脑室系统的壁上。在周围神经系统，它们是包裹神经纤维的施万细胞及感觉上皮的支持细胞。神经胶质细胞的体积一般比神经细胞小，虽然其数量巨大，但其总的体积只占脑体积的一半。人们对胶质细胞从形态、结构、功能和电生理特性等方面进行了大量的研究。在普通染色的标本上，只能看到它们的细胞核，用银镀法可见细胞突起。神经胶质细胞分为星状胶质细胞、少突胶质细胞、小胶质细胞、室管膜胶质细胞等。

星状胶质细胞

星状胶质细胞是胶质细胞中体积最大的细胞，呈星状，其突起呈树枝状，不分树突和轴突。突起的末端膨大，包裹在脑毛细血管的表面，称为血管周足（也称脚板）。而其他的突起则附于神经细胞的胞体和树突上。脑毛细血管表面有 85% 以上的面积被血管周足所包绕，这些解剖结构被认为可能是脑屏障的结构基础。根据胞浆内原纤维量的多少，星状胶质细胞分为原浆性及纤维性两种。前者有很多分支的粗突起，胞浆内原纤维较少，核颜色略浅，主要分布在灰质，常沿神经元的胞体排列，并以突起包绕神经元的胞体。后者有较少分支的细长突起，胞浆内原纤维多，核染色较深，主要分布在白质。在脑或脊髓的灰质和白质邻接地区，有混合型的原浆纤维性星状胶质细胞，延伸到白质中的突起为纤维性的，而到灰质中的突起是原浆性的。

少突胶质细胞

少突胶质细胞因突起少而得名，分布在灰、白质中。在白质神经纤维束间的少突胶质细胞称束间细胞，常在纤维束间排列成行。在胎儿及新生儿中，此种细胞较多，它们包绕轴突形成髓鞘以后突起即迅速减少。位于灰质中的少突胶质细胞被称为神经元周细胞，是卫星细胞之一，其突起紧贴神经元或靠近树突，在较大的神经细胞如大脑皮质的大锥体细胞旁较多。少突胶质细胞在中枢神经系统中包裹神经元的轴突形成髓鞘。有的轴突没有髓鞘，则被单层的少突胶质细胞所覆盖。

小胶质细胞

小胶质细胞体积最小，核呈长形或三角形，染色质均匀分布，着色较深。有少量细胞质，突起少且较粗短，有分支，其上有大量棘刺。此细胞常分散地广泛分布于脑和脊髓，但在灰质内居多。其突起伸入神经元间，也可延展到毛细血管表面，构成神经元和血管的卫星细胞。在侧脑室的室管膜下层，也有较多小胶质细胞。电镜观察发现细胞质中的内质网少，不含胶质微丝，故易与星状胶质细胞区别，但很难确切鉴别它们。有人认为它和少突胶质细胞可能是同一种细胞，由后者变异而来。在中枢神经系统损伤或炎症时该细胞增多。小胶质细胞的功能是当神经元发生病变时，如出现了髓鞘的变性时，则发挥吞噬作用，清除这些病变的细胞。

室管膜细胞

这种细胞衬在脑室系统及脊髓中央管的壁上，又称室管膜上皮细胞。室管膜细胞除具有支持作用外，在正中隆突及垂体柄处，还和向脑脊液中分泌或摄取、转运某些激素控制因子有关。在其他区域，细胞的基底面的短突起可以附着于血管壁，参与脑脊液和血液间的物质运输。

星状胶质细胞填充在神经元间，它的长突起附着在血管壁及软脑膜上，起着机械性的支架作用。施万细胞和少突胶质细胞包绕轴突（或长树突）形成髓鞘，后者在神经纤维传导冲动时具有绝缘作用。胶质细胞包围单个或成群神经元，使之彼此分隔，也起着绝缘作用。电镜研究证实，即使是在突触附近，仍有胶质细胞突起，只有突触除外，这就保证了神经冲动的传导不受到干扰。小胶质细胞在正常动物脑中并不活跃，但是在炎症或变性过程中，它迅速增殖，迁移至损伤地区，细胞变圆变大，成为活跃的吞噬细胞。同时少突和星状胶质细胞也发生反应，体积膨大，胶质微丝明显，脚板膨大，溶酶体增多。有人认为这两种细胞与损伤细胞碎片被吞噬有关。胶质细胞在损伤处增生，填充空隙形成瘢痕。在周围神经纤维断裂时，施万细胞吞噬溃变的轴突和分解的髓鞘，同时细胞增殖，在断裂处形成细胞桥，将纤维的两断端连接，提供了再生轴突芽生长的通道，同时形成新的髓鞘。

在脑组织中的大部分毛细血管的表面，都有星状胶质细胞的脚板与之紧密相贴，其间仅隔一层基膜。这样一方面可起着屏障作用，另一方面也可以转运某些代谢物质。目前已知在血管脚板上或基膜上有一些酶，它们对于向神经元运送糖原起着一定的维持作用。用放射自显术研究乌贼巨大轴突的实验结果表明，神经胶质细胞可以向神经元转移蛋白。最初结合在神经胶质细胞中的放射性氨基酸，以后却在神经元的轴突内发现。同时将核糖核酸酶注入轴浆，破坏轴突内的所有的核糖核酸，使它本身不能合成蛋白质，结果在轴突内仍然出现了标记的蛋白质，说明这种蛋白质并非在轴浆内合成，而是由神经胶质细胞转移而来。此外，发现转移过程和细胞外钙离子有关。这种现象在高等动物中也存在。

在脑组织内，只有很少的细胞外间隙，有人认为从生理意义上讲，胶质细胞本身起着其他组织的细胞外间隙的作用。如神经元兴奋时释放出 K^+，这些离子马上被摄入胶质细胞内，使细胞外间隙的 K^+ 很快下降到原来的水平，为下一次兴奋做好准备。胶质细胞可以摄取及储藏邻近突触释放的递质，有时甚至可以将其同化，而将细胞外间隙中的递质除去。已知神经细胞兴奋时，可以引起附近的胶质细胞去极化，从而将其存储的递质重新释放，反作用于神经元。有些单氨类神经递质可以引起脑内 cAMP 的增多，这一变化已被证实主要发生在胶质细胞内。小胶质细胞具有分化、增殖、吞噬、迁移及分泌细胞因子的功能。被活化的小胶质细胞在神经系统中的免疫调节、组织修复及细胞损伤方面都起着重要的作用。

因研究方法的限制，许多学者曾经认为脑脊液内没有神经细胞。而半个世纪以来，由于有了先进的实验方法，如扫描电子显微镜和透射电镜等，人们大大扩展了对脑的认识。于是发现在脑室内，也同样存在神经细胞和它们的突起——树突和轴突。这些神经细胞沐浴在脑脊液中，就像在大海中游泳一样。它们被称为"接触脑脊液的神经元"。

在胚胎发育早期，所有的神经细胞，都是由神经管壁上的"神经母细胞"演变而来。当绝大多数神经细胞由神经管向外迁移，形成中枢神经系统的灰质时，有少量神经细胞仍然保留在原位，甚至脱入神经管腔内。这些神经细胞，后来就发育为"接触脑脊液的神经元"。

从种系发生来看，自鱼类就开始有了"接触脑脊液的神经元"；在爬行类动物，这种神经元最为发达。所以，人类存在"接触脑脊液的神经元"也就不足为怪了。

用电子显微镜观察，可以清楚地看到"接触脑脊液的神经元"细胞体的各种形态，有的是多角形的，有的是椭圆形的，还有的是锥形体的。可以看到神经细胞的树突和轴突，有的树突末端像菜花一样膨大；轴突细长，与脑室表面平行，像波浪似的行走。

将脑室的标本制成超薄切片，在透射电子显微镜下放大几十万倍进行观察，可以见到这些神经元的超微结构特征，甚至能看到"接触脑脊液的神经元"形成的突触。

应用免疫细胞化学方法，还可以显示出"接触脑脊液的神经元"含有肽类、胺类或氨基酸类递质。

"接触脑脊液的神经元"，一方面，可以接受脑脊液内化学的或物理性的刺激，例如鱼类的"接触脑脊液的神经元"就起着"侧线器"的作用，能接受鱼在游动时的刺激，有助于鱼维持在水中的平衡；另一方面，可以释放递质至脑脊液，再通过脑脊液对脑组织实现远距离调整，从而构成"脑—脑脊液神经体液回路"，维持神经系统内部的稳定性。

在医疗实践中，"接触脑脊液的神经元"也有重要的应用价值。由于脑组织的神经递质可以直接释放至脑脊液，于是，可以通过检测脑脊液中神经递质的含量，来对某些神经系统疾病进行诊断。例如"舞蹈病"病人脑脊液中的 γ - 氨基丁酸含量降低，这可以作为诊断该病的重要依据。

脊 髓

脊髓起源于胚胎时期神经管的后部，平枕骨大孔处和脑分界。呈长管圆柱形，前后稍扁，外包被膜，与脊柱的弯曲一致。一般长 40 ~ 50 厘米。脊髓的末端变细，称为脊髓圆锥，向下延为细长的终丝，止于尾骨的背面。根据脊神经根出入范围分为 31 节：8 个颈节，12 个胸节，5 个腰节，5 个骶节和 1 个尾节。脊髓表面借前后两条正中沟分为左右对称的两半。前面为前

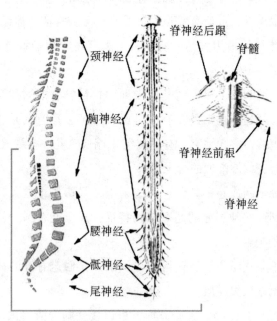

脊 髓

正中裂，较深。后面为后正中沟，较浅。此外还有两对外侧沟，即前外侧沟和后外侧沟，是脊神经前根和后根进出的位置。

在脊髓的各个节段中，内部结构的特点不尽相同，但总的特征是一致的，在脊髓的横切面上，中央管的周围是 H 形的灰质，外面的是白质。每侧的灰质，前部扩大称为前角，后部称为后角。在胸髓和部分腰髓的前后角之间还有侧角。

脊髓灰质内含有大量大小不等的多极神经元。这些神经元依其轴突的分布大体有两类：一类是前角运动神经元和侧角神经元，其轴突组成前根；第二类是其余的神经元，其轴突不出中枢神经系统。前角的运动细胞按大小可区分为 α 运动神经元和较小型的 γ 运动神经元。α 运动神经元发出轴突支配骨骼肌肌梭以外的肌肉，控制肌肉的收缩和舒张。γ 运动神经元支配梭内肌，在调节肌张力方面起重要的作用。侧角由中小型细胞组成，在胸髓和上 2～3 节腰髓是交感神经节前神经元胞体，它们的轴突经前根、白交通支入交感干。而在骶节中无侧角，但是前角基部相当于侧角的部位是副交感神经的节前细胞，发出纤维组成盆内脏神经。后角细胞分群较多，在后角浅部有贯穿脊髓全长的胶状质，在胶状质的背方有后角边缘核，在胶状质的腹侧有后角固有核。在颈 8 到腰 2 节段，后角基部的内侧有边界明确的

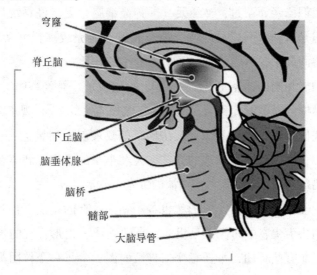

脊质的细节视图

穹窿

脊丘脑

下丘脑

脑垂体腺

脑桥

髓部

大脑导管

神经系统的结构与功能

39

一团大型细胞，称胸核（也称背核）。

脊髓的白质由许多神经纤维束组成。凡是起止、功能相同的一束纤维，则给予一个名称"某某束"。在白质中的一些纤维束，彼此间都有一定的重叠。纤维束分为上行和下行两种。上行纤维束起自脊神经节的细胞或脊髓灰质，将各种感觉信号从脊髓传到大脑。下行纤维束起自脑的不同部位，止于脊髓。上行纤维束主要有薄束、楔束、脊髓丘脑束等。下行纤维束主要有皮质脊髓束、红核脊髓束、前庭脊髓束、顶盖脊髓束、内侧纵束和网状脊髓束等。

一般来说，脊髓在大脑的控制下完成其生理功能，但是当脊髓与脑分离后，它仍可完成一些简单的反射活动。

脊髓的主要功能是传导机能和反射机能。传导机能主要是通过上行和下行的纤维束把各种感觉如痛觉、温度觉、触觉、深感觉等传向脑的各级中枢，中继发出由脑发出的各种运动信号等。脊髓的反射机能主要有躯体反射，如牵张反射、屈肌反射、内脏反射、排尿反射及排便反射等。

神经核团

前面我们已经介绍过，神经元（即神经细胞）是神经系统最基本的功能单位。但是，独木不成林，单个神经元怎么能完成那样复杂的功能呢？它们只有协同起来，组成"集团军"才能发挥作用。

许多功能相同的神经元集聚在一起，就组成了"神经核团"。如果借助一种特殊结构的显微镜（称为"激光共聚焦扫描显微镜"）观察大脑中的神经核团，我们眼前出现的景象，就仿佛晴朗夏夜瑰丽的星空——在广袤无垠的夜空中，闪烁着群星璀璨的光芒。大大小小的星座，洒落在深蓝的天穹，远近错落有致，熠熠发散出淡淡的柔光……

这些神经核团有大有小，形状也各不相同，有的是圆形；有的像织布的梭子，两头尖尖，中间像一只粗筒；有的则像三角形；有的恰似空中的半个月亮；而有些核团，可任意变幻自己的图形。每一个核团都有比较明显的"疆界"，也就是它们的"势力范围"。所以，神经学家可以分辨出

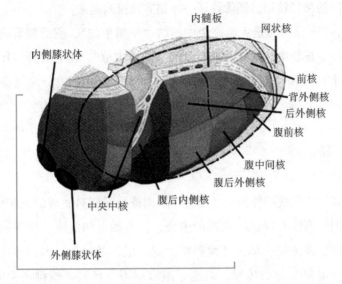

内髓板　　网状核
内侧膝状体
前核
背外侧核
后外侧核
腹前核
腹中间核
腹后外侧核
中央中核　腹后内侧核
外侧膝状体

丘脑核团模式图

它们。

在这样的核团里，有许多神经细胞的细胞体。

每一个核团中究竟有多少细胞，计算起来恐怕相当困难。在研究神经科学时，经常使用大白鼠作为实验动物。神经科学家们曾经通过实验方法，想推算一下大白鼠脑桥部位的一个特殊核团——"蓝斑核"内有多少神经元。结果在长度不到 1 毫米的距离内，发现了 1500 个"去甲肾上腺素能神经元"（神经元中的一种类型）。

神经核团在信息传递的过程中，具有非常重要的作用。在这里，来往的神经信息，需要进行"交接"，把信息的"接力棒"一个接着一个地传递下去。这时，神经核团就好像迎来送往的"中继站"。除了中继站的作用外，神经核团还是"整合"各种信息的核心，对来自各方面的信息进行整理、分析。我们经常说的所谓"中枢"，就定位在许多不同的核团上。

人脑中究竟有多少核团？至今也无法加以完整的统计，因为这项研究工作做起来非常艰巨。但是，科学家们已经知道，它们并不是杂乱无章地分布的，而是按照一定的功能排列在一起：有的核团是感觉性的，有的核团是运动性的，更多的是处于感觉和运动之间的联络性核团。有时，功能或性质相同的神经核团，还像柱子一样整齐地排列起来。

例如，"下丘脑"是大脑高级中枢的"下属单位"，它管理着内脏的活动。于是在下丘脑中，就有管理摄食的"饱食中枢"，也有管理血压和水代谢的"视上核"和"室旁核"，还有管理"垂体前叶"内分泌活动的神经内分泌核团。

髓　鞘

大家知道，电线的外面，必须有一层用橡胶或塑料做成的绝缘层包裹，否则，人们一不留心接触了裸露的电线，就有触电的危险。传导神经冲动的神经纤维也像电线一样，外面需要"绝缘层"的保护。因为神经冲动实际上是一种电位变化的传导，但这些绝缘层不是橡胶、塑料之类的物质，而是由神经胶质细胞形成的髓鞘。髓鞘的主要成分是含有脂类和蛋白质的髓磷脂。在周围神经系统，髓磷脂是由神经膜细胞产生的；但在中枢神经系统，它们由"少突胶质细胞"产生。

神经细胞的突起由轴突和树突两部分组成。生活在轴突附近的神经胶质细胞，它们的细胞浆向外扩展，将轴突反复缠绕。于是，在轴突的外面

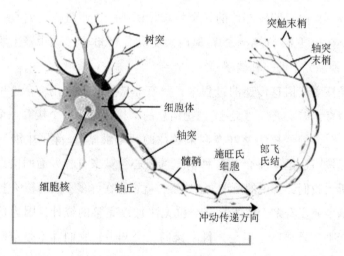

髓鞘（中间段）

就形成了一层一层的结构，这就是所谓的"髓鞘"。这样的神经纤维，称为"有髓神经纤维"。

"有髓神经纤维"的外形像水中白白的莲藕。莲藕上，有的部位很粗，有的部位较细，形成一个个藕节。有髓神经纤维也仿佛如此。细窄的部位，称为"郎飞结"（"郎飞"是一位神经科学家的名字）。在郎飞结，神经纤维是裸露的，外边没有髓鞘包裹。郎飞结与郎飞结之间，称为"结间段"。各个胶质细胞形成的髓鞘不一样，故结间段的长短也不同。一般说来，轴突越粗，结间段越长，髓鞘也就越厚。

十分有趣的是，电位在神经纤维上的传导，是沿着"郎飞结"进行"跳跃式"的传导。

由于粗纤维上的结间段较长，所以粗纤维的传导速度比细纤维快，相邻的神经纤维之间不会互相干扰。

神经冲动在最粗的神经纤维上传导，速度可以达到每秒钟120米，真可以说，这是神经传导的"高速公路"。

髓鞘的存在，不仅有助于神经冲动的传导，而且在神经再生中也具有重要的意义。当切断周围神经以后，断端近侧的神经轴突周围，就有神经膜细胞分裂增生，形成髓鞘管道，引导轴突再生，一直到被切断的神经的

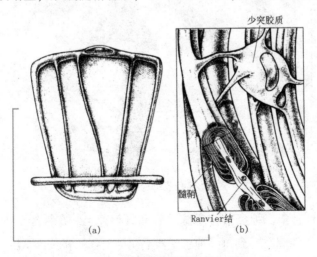

少突胶质

髓鞘

Ranvier结

(a)　　　　　　(b)

形成髓鞘的胶质细胞

末端。

有一种神经系统的疾病，被称为"多发性硬化"，就是在致病因素（如"肿瘤坏死因子"）的作用下，将神经细胞外的髓鞘破坏，像脱掉衣服一样（医学上称为"脱髓鞘"），于是会出现一系列症状。

神 经 节

我们知道中枢神经系统内的神经核团是由神经元的细胞体聚集在一起形成的灰质核团（在大脑、小脑表面的灰质称为"皮质"）。下面我们将要介绍的是在周围神经系统发生的情况。

在周围神经系统，神经元的细胞体聚集在一起，就称为"神经节"。这种节状的神经结构在许多低等动物中出现。所以说，神经节是动物在种系发生过程中节状细胞系阶段的体现。

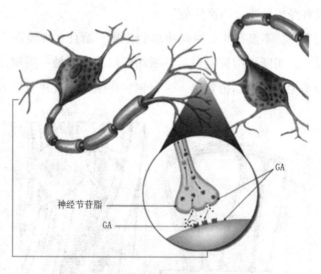

神经节结构图

在感觉性神经，神经节位于脑神经和脊神经上。在神经节内，神经元的胞体发出"周围突"到每一种感受器上，接受各种刺激；发出"中枢突"通向脑和脊髓，将感受器接受到的信息传递给中枢神经。

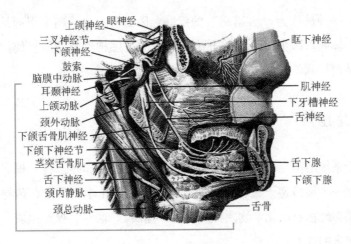

上颌神经　眼神经
三叉神经节
下颌神经
鼓索
脑膜中动脉
耳颞神经
上颌动脉
颈外动脉
下颌舌骨肌神经
下颌下神经节
茎突舌骨肌
舌下神经
颈内静脉
颈总动脉

眶下神经
肌神经
下牙槽神经
舌神经
舌下腺
下颌下腺
舌骨

舌神经和下颌下神经节

　　而在运动性神经，神经节位于交感神经和副交感神经的通路上。交感神经或副交感神经有一个特点，在由中枢通往效应器的途中，中间需要一个"驿站"传递。也就是说，在传递信息的过程中，必须经过两个神经元的传递。第一个神经元的胞体位于中枢内，称为"节前神经元"；第二个是"节后神经元"，胞体位于中枢以外，它们聚集在一起形成"交感神经节"或"副交感神经节"。节前神经元的末梢与节后神经元的胞体，在神经节内相互以"突触"的形式进行联系，交换信息。于是，大家可以看到，就像过河需要桥梁、出门在外离不开旅馆一样，信息在感受器——中枢——效应器之间的传递，离不开神经节这一"桥梁"和"驿站"。神经节成为感受器——中枢——效应器所形成的反射弧中的重要一环。

　　有一点应当知道，由中枢发出通往肌肉等躯体效应器的路途中，中间只需要一个神经元；而通向胃肠等内脏的路途中，则需要两个神经元。

　　作为一名医生，了解了这些神经解剖学的知识，就可以在治疗病人时使用。比如，在治疗一种面部非常疼痛的疾病——顽固性三叉神经痛时，医生就将局部麻醉剂注射到三叉神经节，这样，疼痛的信息在传递的过程中就被"拦截"住，疼痛不能传递到中枢，于是也就缓解了病人的疼痛。

又如，有一种被称为"雷诺病"的疾病，因为下肢血管痉挛引起缺血，而导致组织坏死。医生用手术的方法将病人的交感神经节切除，使周围血管扩张，从而达到治疗的效果。

神经递质

神经系统的信息传递并不像运动员接力赛跑时那样，将一根彩色的木棒一个接一个地传递下去，而是通过电位变化和化学物质进行传导和传递的。传递神经信息的化学物质称为"神经递质"。这些"神经递质"是从哪里产生出来的呢？

经过科学家们研究发现，神经递质是由神经细胞自身合成的，并且在神经末梢释放出来。在神经递质释放出来以后，接受这种递质的下一个细胞上，有一种与它相匹配的"受体"与之结合，发挥生理效应。这种接受递质的细胞，被称为"靶细胞"，意思是说，它们像射箭的靶子一样，能接收弩箭。

人体的神经递质有多少种呢？用一句话概括就是："五花八门"。因为它们分布广泛，功能各异。

神经递质虽然五花八门，但是可以根据它们的化学结构进行分类。

最早发现的一类，是"胆碱类"递质（属于这一类的化学物质有"乙酰胆碱"）和单胺类递质（包括"儿茶酚胺"和"色胺"）。乙酰胆碱在脑内的分布非常广泛，主要起兴奋作用。儿茶酚胺包括去甲基肾上腺素、肾上腺素和多巴胺。去甲基肾上腺素能使心跳加快、血压升高。色胺即"5 - 羟色胺"，在脑内起抑制作用，如睡眠。后来，发现了"氨基酸类"递质。

20 世纪 70 年代以后，在神经系统内又陆续发现了大量的"肽类递质"，极大地丰富了神经递质的内容。

氨基酸类递质有的具有兴奋作用，称"兴奋性氨基酸"，如谷氨酸；有的具有抑制作用，称"抑制性氨基酸"，如 γ - 氨基丁酸。

肽类递质的作用多种多样，如"P 物质"和"脑啡肽"参与痛觉的传递和调控，"胆囊收缩素"对胃肠道的平滑肌有收缩作用，"血管活性肠多肽"能使血管平滑肌舒张。

最近新发现的"一氧化氮"也是一种信息分子，它的分布广泛，而且具有多方面的生物功能。

人体的许多生理活动，都与神经递质的作用有关。如肌肉收缩、体力运动、学习和记忆都离不开乙酰胆碱，睡眠和醒觉与 5 - 羟色胺和去甲肾上腺素的相互调节有关。

如果缺乏递质，就会引起相应的疾病。例如，前脑的胆碱能神经元变性，就会导致痴呆；中脑的多巴胺神经元病变，可以引起运动功能异常，患"帕金森病"。

递质过多，也会导致疾病。比如，在有机磷农药中毒时，这类农药抑制了"乙酰胆碱酯酶"，结果使释放到人体组织中的乙酰胆碱不能受到"破坏"（在生物学中，这种"破坏"称为"降解"），于是病人会出现瞳孔缩小、大汗淋漓、剧烈腹痛等症状，严重时还会危及病人的生命。

神经回路的构建

生长轴突的运动

神经系统发育中，最为神奇的或许是生长轴突穿过复杂的细胞领地找

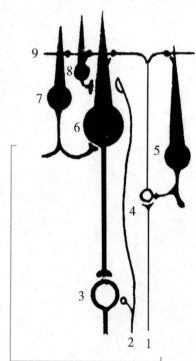

小脑内局部神经元回路示意图

到几个毫米或几个厘米之外与之匹配的突触后靶细胞。现在已经知道轴突的生长能力是生长锥——生长轴突顶端的一个特殊结构所具有的特性。生长锥是运动活跃的结构，不停地探测细胞外环境并对局部信号做出反应，表现为生长速度和方向的改变。生长锥由扁平的板层形伪足及其丝状伪足组成。丝状伪足一会儿伸出，一会儿缩回消失，如同伸出的手指触摸环境以获取"感觉"并决定其何去何从。

生长轴突在旅途中会做出很多生长方向的选择，在"交叉路口"的选择尤为重要。例如人和其他哺乳动物的颞侧视网膜神经节细胞的轴突在视交叉处仍然在脑的同侧延伸，而鼻侧视网膜神经

节细胞的轴突则交叉到对侧。因此，视网膜上不同位置的节细胞轴突在抵达视交叉前必须做出是否越过中线的决定。当节细胞轴突抵达视交叉时，生长锥呈流线型，延伸变慢。然而当它越过中线时，形状变得更为复杂。生长锥功能和结构的改变可能反映出重要信号的局部改变。

西班牙神经解剖学家 Ramon Y. Cajal 曾认为由靶组织产生的"吸引因子"引导生长轴突到达其靶区。从不同靶区来的信号能选择性影响轴突生长锥的运动，因而吸引它们到达合适的目的地。许多在体和离体的实验均肯定了这一基本理论。然而，鉴别这些信号非常困难，一是因为这些因子在发育胚胎的含量极小，二是如何区分引导轴突伸向其目的地的化学导向因子和支持神经元及其突起存活和生长的神经营养分子的问题。

确实符合化学导向因子全部标准的第一个分子家属是 netrins。netrins 由发育脊髓腹侧边缘的底板分泌，吸引被称为连合纤维的轴突群从脊髓背区长向腹部并交叉至对侧。除对于连合轴突具有正向吸引作用外，netrins 对于其他生长轴突还具有负向的抑制生长的效应。因此，同一种信号能指令一种生长轴突（这里为连合纤维）"过来"，同时会命令另一种纤维（非交叉纤维）"走开"。

多数轴突生长导向研究的对象是那些增强轴突生长或吸引生长轴突的导向分子，但是，构建神经系统也有让某些轴突不向某处生长的必要，因此，最近关于抑制或排斥生长轴突的导向分子，也称抑制因子和化学排斥因子已越来越受到注意。神经科学的某些最为棘手的问题，如中枢神经系统的纤维束因外伤或疾病招致损伤后不能再生，可能是因为存在这样的抑制因子而并非缺乏促进生长的因子。

突触一旦形成，神经元的

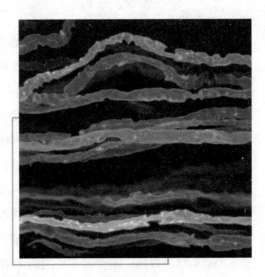

大脑神经回路

继续存活和分化在某种程度上将依赖于靶细胞的存在。如没有突触后靶细胞，发育神经元的轴突和树突将萎缩，神经细胞终究有可能死去。神经元和其靶细胞间的这种长时间的依存关系被称为神经营养性（相互）作用，这种作用由神经营养因子介导。神经营养因子不同于葡萄糖或 ATP 这类代谢性营养成分，而是类似于其他的细胞间信号分子（如促分裂因子和细胞因子）。它们由靶组织合成，起着调节投射神经元的存活和其后的生长与分化作用。

神经回路的构建始于神经细胞轴突的生长，终止于与靶细胞建立稳定的突触联系。生长轴突与其微环境（其他神经细胞和胶质细胞等细胞成分和细胞外基质的非细胞成分）的相互作用是神经回路构建的驱动力。轴突生长的调节控制是其生长微环境中多种细胞外基质分子、细胞表面粘连分子、正向和负向的轴突生长导向因子以及神经营养因子等轴突生长相关因子介导的协同效应。随着轴突生长相关因子和轴突受体的不同时空表达，轴突生长经历路径的选择，直行或转向，集合或分散，分支和定靶，选择合适的靶细胞并与之形成突触结构等一系列过程。

神经元的作用

发育的大脑一旦建立起神经联系的基本框架，神经元活动在决定神经回路的精细排列方面开始起着越来越重要的作用。在发育阶段的许多回路系统（从神经肌肉系统到新皮层），神经元或其他靶细胞起初接受各种支配它们的传入联系，而这种联系在成年后就不再支配它们。带有不同活动模式的传入的相互竞争在这种突触重排过程中起着关键作用。虽然不同传入间竞争的基础还不完全清楚，但是这一过程的某些方面似乎包括对突触后靶细胞释放的营养性因子的竞争。由于神经元活动是在外部世界的影响下诱发的，经验能影响突触联系的数量和类型，最终影响动物的认知、情绪和行为。特异回路对于经验影响的敏感性在生命早期的关键期尤为明显。如在关键期结束以前，由于异常环境的影响而发生脑回路结构和行为异常，在成年后将很难或不可逆转。

神经元之间在结构上并没有原生质相连，每一神经元的轴突末梢仅与其他神经元的胞体或突起相接触。主要的突触组成可分为三类：①轴突与细胞体相接触；②轴突与树突相接触；③轴突与轴突相接触。突触有特殊的微细结构，一个神经元的轴突末梢首先分成许多小支，每个小支的末梢部分膨大呈球状，称为突触小体，贴附在下一个神经元的胞体或树突表面。在电子显微镜下观察到，突触的接触处有两层膜，轴突末梢的轴突膜称为突触前膜，与突触前膜相对的胞体膜或树突膜则称为突触后膜，两膜之间为突触间隙。一个突触由突触前膜、突触间隙和突触后膜三部分组成。突触前膜和后膜较一般的神经元膜稍增厚，约 7.5 纳米。突触间隙约 20 纳米，其间有黏多糖和糖蛋白。在突触前膜内侧有致密突起，致密突起和网格形成囊泡栏栅，其间隙处正好容纳一个囊泡；因此设想，这种栏栅结构具有引导囊泡与突触前膜接触的作用，促进囊泡内递质的释放。在突触小体的轴浆内，含有较多的线粒体和大量聚集的囊泡（突触小泡）。突触小泡的直径为 20~80 纳米，它们含有高浓度的递质。不同突触内含的泡大小和形状不完全相同，释放乙酰胆碱的突触，其小泡直径约为 30~50 纳米，在电子显微镜下为均匀致密的囊泡；而释放去甲肾上腺素的小泡，直径为 30~60 纳米，其中有一个直径为 15~25 纳米的致密中心。突触小泡在轴浆中分布不均匀，常聚集在致密突起处。

由于突触传递功能有兴奋性和抑制性两种，因此有人认为，突触在形态上也可能存在两种类型。例如，有人观察了小脑皮层内突触的形态特征，见到所有平行纤维与哺肯野细胞之间的兴奋性突触的小泡呈圆形，而篮状细胞与哺氏细胞之间的抑制性突触小泡呈扁平形。由此认为，兴奋性与抑制性突触的突触小泡有形态学上的区别。兴奋性突触的前膜释放兴奋性递质，它对突触后膜的作用是产生兴奋性突触后电位；抑制性突触的前膜释放抑制性递质，它对突触后膜的作用是产生抑制性突触后电位。

一个神经元的轴突末梢一般都分支形成许多突触小体，与其后的神经元构成突触，所以一个神经元能通过突触传递作用于许多其他神经元。另一方面，一个神经元的树突或胞体可以接受许多神经元的突触小体构成突触，因此一个神经元又可接受许多不同神经元的作用。据估算，一个脊椎前角的运动神经元的胞体和树突上可有 2000 个左右突触，而一个大脑皮层锥体细胞则约有 30000 个突触。

神经元之间除了上述的经典突触联系外，还存在电突触。电突触的结构基础是缝隙连接，是两个神经元膜紧密接触的部位。两层膜间的间隔只有 2～3 纳米，连接部位的神经元膜没有增厚，其旁轴浆内无突触小泡存在。连接部位存在于沟通两细胞胞浆的通道，带电离子可通过这些通道而传递电信号，这种电信号传递一般是双向的。因此，这种连接部位的信息传递是一种电传递，与经典突触的化学递质传递完全不同。电突触的功能可能是促进不同神经元产生同步性放电。电传递的速度快，几乎不存在潜伏期。电突触可存在于树突与树突、胞体与胞体、轴突与胞体、轴突与树突之间。

由于荧光组织化学等新方法的应用，目前已明确除了经典的突触能进行化学传递外，还存在非突触性化学传递。关于这方面的研究，首先在交感神经肾上腺素能神经元上进行。实验观察到，肾上腺素能神经元的轴突末梢有许多分支，在分支上有大量的念珠状曲张体。曲线体内含有大量的小泡，是递质释放的部位。一个神经元的轴突末梢可以具有 30000 个曲线体，因此一个神经元具有大量的递质释放部位。但是，曲张体并不与效应细胞形成经典的突触联系，而是处在效应细胞附近。当神经冲动抵达曲张体时，递质从曲张体释放出来，通过弥散作用到效应细胞的受体，使效应细胞发生反应。由于这种化学传递不是通过经典的突触进行的，因此称为非突触性化学传递。在中枢神经系统内，也有这种传递方式存在。例如，在大脑皮层内具有直径很细的无纤维，这种纤维是去甲肾上腺素能性的，纤维分支上具有许多曲张体，能释放去甲肾上腺素递质；这种曲张体绝大部分不与支配的神经元形成经典的突触，所以进行的是非突触性化学传递。又如在黑质中，多巴胺能纤维也有许多曲张体，且绝大多数也进行非突触性化学传递。此外，中枢内 5 - 羟色胺能纤维也能进行非突触性化学传递。由此看来，单胺类神经纤维都能进行非突触性化学传递。已知，非突触性化学传递也能在轴突末梢以外的部位进行，轴突膜也能释放化学递质（如释放胞浆中的乙酰胆碱），树突也能释放化学递质（如黑质中、树突可释放多巴胺）。

非突触性化学传递与突触性化学传递相比，有下列几个特点：①不存在突触前膜与后膜的特化结构；②不存在一对一的支配关系，一个曲张体能支配较多的效应细胞；③曲张体与效应细胞间的距离至少在20纳米以上，距离大的可达几十微米；④递质弥散的距离大，因此传递花费的时间可大于1秒；⑤递质弥散到效应细胞时，能否发生传递效应取决于效应细胞上有无相应的受体。

中枢神经系统中存在长轴突的神经元，也有大量短轴突和无轴突的神经元。长轴突的神经元是投射性神经元，它们投射到远隔部位，起到联系各中枢部位功能的作用；其轴突末梢通过经典的突触联系和非突触性化学传递的方式，完成神经元间的相互作用。短轴突和无轴突神经元不投射到远隔部位，它们的轴突和树突仅在某一中枢部位内部起联系作用；这些神经元称为局部回路神经元，例如大脑皮层内的星状神经元、小脑皮层内的篮状细胞和星状细胞、视网膜内的水平细胞和无长突细胞、嗅球内的颗粒细胞、脊髓内的闰绍细胞等。从进化来看，动物越高等，局部回路神经元数量越多，它们的突起越发达。局部回路神经元的活动可能与高级神经功能有密切的关系，例如学习、记忆等。

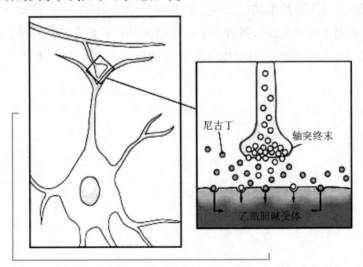

突触前神经元释放神经传递素，它结合到突触后神经元的受体上，就能在大脑中的神经元之间传送信号

由局部回路神经元及其突起构成的神经元间相互作用的联系通路，称为局部神经元回路。这种回路可由几个局部回路神经元构成，例如小脑皮层内的颗粒细胞、篮状细胞、星状细胞等构成的回路。这种回路也可由一个局部回路神经元构成，例如脊髓内闰绍细胞构成的回路。这种回路还可通过局部回路神经元的一个树突或树突的某一部分构成，这种神经元间相互作用的实现不需要整个神经元参与活动。

通过对局部神经回路的研究，现已阐明除了轴突—胞体型、轴突—树突型、轴突—轴突型突触联系外，还存在树突—树突型、树突—胞体型、树突—轴突型、胞体—树突型、胞体—胞体型、胞体—轴突型联系；而且这种联系除了主要属于化学传递性质外，还有属于电传递性质的（电突触）。它们的组合形式也比较复杂，可以形成串联性突触、交互性突触、混合性突触。以交互性突触为例，局部神经元回路仅在甲、乙两树突的某一部分形成；甲树突通过树突—树突型突触作用于乙树突，乙树突被作用后又通过附近的树突—树突型突触反过来作用于甲树突。这样甲乙两树突通过交互性突触构成了相互作用的局部神经元回路。这种回路不需要整个神经元参与活动，就能完成局部的整合作用。

树突多数不能产生动作电位，因为树突膜上电压门控式钠通道很少。因此，树突上的兴奋或抑制活动是以电紧张性形式扩布的，这种扩布是衰减性的。上述交互性突触中相邻两突触的相互作用就是以电紧张形式实现的。

神经细胞与兴奋的传播

细胞学说与神经元学说

人体由组织、器官组成，组织、器官由细胞组成。大脑是人体中结构最为复杂的一个器官。它是不是也由细胞组成？当然。不管大脑的结构有多复杂，它的结构和功能的基础是组成它的细胞及细胞的功能。在脑内，这就是两类细胞：神经元和胶质细胞。人脑约含有 10^{11} 个神经元和数量更多的胶质细胞。神经元与神经元之间形成了 10^{14} 个突触。如果用电子计算机与人脑做类比，一个神经元就是一台不太简单的个人计算机（PC 机），突触则是它们交换信息的场所。如此巨大数量的计算机通过并行的或串行的网络，加工着无穷数量的信息，产生了感觉，完成了运动指令，实现了人体对环境的完善适应，直至在此基础上完成脑的各种高级功能，包括物质向精神的转化。可以毫不夸张地说，大脑是我们这个星球上最复杂的结构形式。

细胞学说认为：细胞是一切动植物结构的基本单位。细胞学说的提出，明确了整个生物科学发展的方向，是一个划时代的贡献，它也影响了对神经功能的认识。

在光学显微镜下看不到神经细胞与神经细胞之间的明确界限，而且有许多纤维绕在一起，称为神经毡，所以有人认为神经系统整个是一个网络。但这是错误的。这个问题直到电子显微镜的应用才得以彻底解决。因为在电镜下可以看清一个神经元与另一个神经元之间的细胞膜的清楚界限。

继之而来的是神经元说。神经元学说是细胞学说的直接延伸，但它是在与网络学说尖锐争辩中确立起来的。神经元学说认为，神经元是神经系统或脑的基本结构及功能单位。1891 年 Weigert 创造了"神经元"这个词，但完全建立并充分论证神经元学说的是西班牙神经学家卡赫（RamonY Ca-jal，1852～1934）。神经元即神经细胞，它的独特特点是：有多个突起，有的突起可以很长，有传导兴奋的功能。

认识人类的大脑

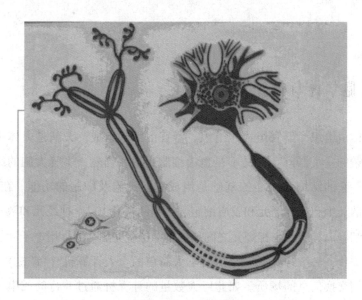

神经元模式图

在所有神经元中，都有一个直径10～50微米、短粗的主体部分，称为胞体。胞体包含了神经元生存所必需的所有细胞器。从这点上讲，神经元的胞体与其他任何细胞并无差别。然而，一旦注意到胞体以外部分，你就会发现神经元与其他细胞相比有一个巨大的差异：神经元除了胞体外还有很多突起，包括树突和轴突。纤细的分支从神经元胞体中伸出，几乎就像微小的树。这些部分被称为树突。

神经元不仅有这些小分支，而且绝大部分还有一个从胞体上伸展出来的长而细的突起（纤维），称为轴突。一个神经元的直径通常为10～500微米，而在极端的例子中轴突可长达1米，如沿着人脊髓下行的神经纤维。外

56

周神经纤维按其直径粗细分为 A、B、C 类纤维。

胞体中含有与其他细胞相似的整套内部装置。很容易推想，至少它的某些功能是为了确保细胞存活，并制造出适当的化学物质。鉴于轴突和树突的存在同神经元的特殊功能紧密相关，因此轴突和树突的作用并不那么一目了然。此外，轴突和树突间如此清晰的形态上的差异，提示它们扮演着迥然不同的角色。

树突充当信号的接受区，就像某个巨大的码头接纳各种船只载人和货物一样，分散的信号沿着树突汇集于胞体。如果信号足够强，胞体将会产生一个离开胞体的电信号。轴突的作用是将这个电信号从胞体传送到回路中的下一个目标神经元，就好比送到某个远处的目的地。

既然神经元是一个独立的功能单位，那么一个神经元又如何去影响另一个神经元呢？这种影响很合理地应该在两个神经元（或一个神经元与另一个细胞）之间紧密接触的部位发生。这个部位就是突触。

在电子显微镜下，科学家用能阻挡电子的特殊物质包埋脑切片，这种物质然后被神经元的不同部分以不同程度吸收。在电子显微镜中，一束电子穿过脑组织投射到胶片上。细胞某部分的电子越致密，其在胶片上就越黑。在电子显微镜照片中，神经元体现了一种单色调形式的抽象美，由清晰的黑线和圆形形成明确图案。

科学家终于在显微镜下发现在两个神经元间确实存在间隙，即突触间隙。在脑中，通过细胞不同部位的各种方式的相对排列，神经元相互间形成突触接触：树突间、轴突间都能形成突触；轴突也能直接与靶细胞胞体形成突触。最常见的突触形式是，细胞的离心部分轴突抵达其终点轴突终末，并与靶细胞的粗短分支部——树突形成突触。靶细胞的地位在突触后，叫做突触后神经元，支配靶细胞的神经元称为突触前神经元。

在中枢有三种胶质细胞：少突、星状和微胶质细胞。脑内胶质细胞的数量是神经元数的 10 倍，原来提出胶质名称时，认为它的作用是把神经元胶合在一起。现在虽然知道其作用不仅于此，如它有神经营养功能，但对它仍然知之不多。Schwann 细胞与脑内的少突胶质细胞，组成有髓纤维的髓鞘，有髓神经纤维的传导速度比无髓鞘纤维要快得多。

一些胶质细胞能够分泌神经营养因子，这些神经营养因子能促使神经元生长；中枢的髓鞘还有抑制轴突生长的作用，这可能是中枢损伤以后神经突起不能再生或长距离再生的原因之一。

脑内星状胶质细胞的突起包围着神经元，与神经元组成代谢单位。以谷氨酸代谢为例，谷氨酸是脑内重要的兴奋性递质，而星状胶质细胞膜上又有合适的谷氨酸转运子存在。所以神经传递时末梢分泌的谷氨酸可以进入星状胶质；同时，星状胶质经代谢产生的乳酸及谷氨酸可进入神经末梢，作为补充谷氨酸合成之用。

兴奋的传导

目前的科学事实告诉我们，神经元上的信息传导，实际上是神经细胞膜上一些称为离子通道的蛋白分子允许离子流动后所产生的电信号的传导。

眼睛看到一个东西、手的位置摆得不合适、手发麻等，都说明神经受到了刺激，有一些信息在传导，这种被神经所传导的信息，我们称之为兴奋。肌肉也可以被兴奋。

古人有过种种猜测，例如认为神经活动是一种分泌过程，神经信息由分泌物传送。但看来这种猜测难以解释传导得很快这个特点。1791 意大利科学家 Galvani 提出，神经上传导的兴奋，其实是一种由神经（或肌肉）本身所产生的电，"生物电"一词由此诞生。

神经元质膜上离子通道的开放或关闭，造成带电的离子流动而产生电位，称为动作电位。离子通道蛋白已知的有钠、钾、钙、氯通道。能够传导的生物电是怎样产生的呢？它是由于细胞内外的离子通过质膜的流动。自从 Galvani 提出生物电学说 100 多年之后，人们才弄清楚这件事。1936 年英国人 Young 发现乌贼体内有一根巨大的神经纤维，它的直径比一般神经纤维至少要粗 50 ~ 100 倍，达到 0.5 ~ 1 毫米。把微电极（直径可小于 1 微米）直接插到一根巨神经纤维内，这样就能够记录神经纤维（实际上就是神经细胞）内外的电位变化了。应用这种技术、这个标本，终于证明了神经兴奋时所产生的电变化，来源于带电离子（Na⁺、K⁺、Ca²⁺）的突然流动。具体地说，当 Na⁺ 突然向细胞内流动时，细胞膜内便出现电位的增加。所谓兴奋，就是这一突然的细胞膜内的正电位增加。这个变化就是动作电位。神经动作电位向前传导称为神经冲动，也称为神经放电。在细胞内微电极的基础上，还可以进行电压钳实验，通过它来测量经过细胞膜的离子电流。

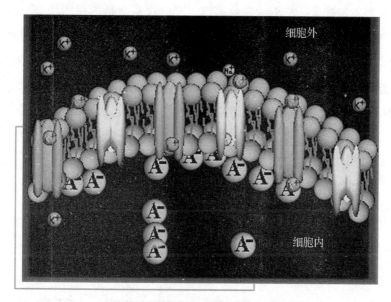

安静时细胞膜两侧存在离子浓度差

　　突触的概念引发了这样一个问题。试想一下，一个电脉冲信号到达轴突终端将会如何呢？轴突终端（轴突末梢）被兴奋，细胞内电位在刹那间变得更正。但这个兴奋波何去何从呢？当它被一个间隙（突触）阻挡后，它怎么能作用到另一个神经元呢？现已清楚，神经元之间的传递是因为神经末梢释放出一种叫做递质的化学物质，它作用于另一细胞上的叫做递质受体的分子。由于递质受体的活动而再引发另一细胞的离子通道活动的改变，这样才完成传递过程。

　　在轴突终端的末梢，递质储存在许多囊泡（即突触小泡）中。神经细胞产生了信号，当动作电位沿着轴突传播到这个末梢区时，瞬间的电压变化可以触发一些小泡，把内含物排空至突触间隙中。到达的电信号越多，排空的小泡就越多，释放的内含物也就越多。用这种方式，原先的电信号真实地被转换为化学信号。动作电位的频率越高，释放的递质就越多。一旦释放，它在神经元外部的细胞外溶液（水相盐溶液）中极易扩散，越过突触就像渡船过河一样轻而易举。在时间尺度上，由于乙酰胆碱这样的化学物质是些相对小的分子，在几毫秒内就可越过突触间隙。

神经末梢就像一个小的分泌器官。平时仅有微量的递质渗漏出来。一旦当神经冲动，即动作电位到来，由于细胞内钙的升高，使原来储存在末梢内的小泡中的递质释放出来，这就是递质分泌。递质从小泡分泌出来，就像把包装在小口袋内的内容物倾倒出来一样。这过程要有 10 种以上蛋白的参与，有的在细胞膜上，有的在小泡膜上。这个过程叫做胞裂外排。

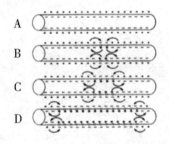

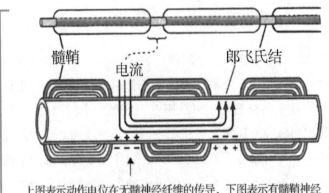

上图表示动作电位在无髓神经纤维的传导，下图表示有髓鞘神经纤维的动作电位传导过程，箭头示最先产生动作电位的部位

动作电位传导机制

对于突触后神经元的钠通道或另一种离子通道开放来说，递质分子和靶（突触后）细胞上受体蛋白的结合相当于发令枪。靶细胞中这些离子中任何一种的进出，都将反映在电位差的瞬变上。接下去，这个电位差的瞬变便成为许多电信号中的一个，沿着树突传向胞体。当这个特殊的电信号到达细胞体时，它立即和其他成千上万个输入信号一起，导致靶细胞电位最终的净变化。如果这个电位变化足够大，则该胞体附近的钠通道又将打开，从而在新的靶细胞中形成一个动作电位。这个新的靶细胞本身又将发出一个信号，成为成千上万个信号中的一个去冲击再下一个靶细胞。就这样，电和化学事件不断重复，神经元的兴奋经过传导和传递而向前推进，我们的脑就是以这种方式工作的。

当膜电位被离子流动破坏以后，它需要大量的能量来恢复它；当递质被释放以后，它又需要大量的能量去组装递质，而且这一过程需要一系列复杂的化学反应的参与。另外，当递质完成其工作后迅速地从突触中被清除掉，这个递质清除的过程也需要能量。这是因为递质被细胞重摄取需要耗能，而使递质分解的神经元外的酶也是耗能的。正因为如此，脑的代谢是全身各器官中最高的。

神经细胞与兴奋的传播

★脑左右半球的差异

解剖方面的差别

大脑两半球功能的不对称性，又称大脑两半球功能的专化或功能的单侧化。人们曾对大脑半球的功能不对称性方面的研究倾注了很大的热情，甚至有人希望它能作为打开大脑"黑箱"的钥匙。随着研究的逐渐深入，人们逐渐认识到，大脑左右半球的分工并不是那么泾渭分明，功能的单侧化只具有相对的意义，左右半球既有相对的分工，又有密切的协作，人的许多重要的心理功能都需要左右半球的密切协作才能完成。

人体的许多器官都是不完全对称的，有的很明显，如心、肺、肝、脾等。有的仔细检查才可发现两边的不对称性，例如，眼的大小、嘴唇的边缘以及面肌的运动等都有细微的不对称性。

人们在致力于探索左右半球功能差别的同时，也在力图寻找左右脑形态方面的差异，并试图使其与功能方面的差异联系起来。

有人曾用相机和尺测量了 100 个人脑的两半球颞平面区，结果算出左颞平面较大者占 65%，右颞平面较大者占 11%，两侧平面近于相等者占 24%。某些研究还测量出左右两半球的颞平面区的比例是 2∶1，即左边的是右边的 2 倍。左半球皮质的这一区域不仅是面积较大，而且其中神经元的数量多，神经元的树突分支也多。以后应用不同的技术，证实了这些结果，并且发现这种不对称甚至在胎儿期就已存在，不过不如成人明显。这说明在发育成熟期间，左颞平面有进一步的发展。应用细胞结构学的方法标出两侧大脑原听觉皮质和听觉联合皮质的范围，发现左侧颞顶皮质的体积为右侧的 8 倍。这些发现被认为反映了左脑的言语优势解剖学基础，并且这种优势是有遗传学基础的。

左右利手大脑皮层的差别

成人和婴儿脑血管造影都显示左侧的大脑外侧裂较右侧的长，也更接近水平方向。以成年后的水平支的长度来比较，左脑为 58.2 毫米，右脑为 58.1 毫米。后来又有人发现，左右脑外侧裂的差别主要在中央沟以后的部分，同时伴有颞叶、顶叶的不对称。

有人测量了被试对言语刺激和非言语刺激进行反应时左右脑的血流量，发现右利手的人言语刺激导致左半球的血流量比右半球多，非言语刺激导致右半球的血流量比左半球多。

应用 CT 技术对脑进行扫描的结果表明，在 174 名右利手者当中，右侧额叶较宽的占 70%，左侧较宽的占 9%，两侧相等的占 21%；在 49 名左利手者中，右侧额叶较宽的占 39%，左侧较宽的占 20%，两侧相等的占 41%。右利手者中左侧顶枕区较宽的占 64%，右侧较宽的占 16%，两侧相等的占 20%；在左利手者中左侧顶枕区较宽的占 46%，右侧较宽的占 22%，两侧相等的占 32%。右利手者左枕叶较宽者约为右枕叶较宽者的 4 倍，右额叶较宽者为左额叶较宽者的 8 倍。有人用动脉造影术研究左右半球血管分布的差别，在 44 个右利手病人的大脑两半球的动脉造影图上，发现有 86% 的人的左边的大脑中动脉（即供给颞叶皮质的动脉）的血管比右边的大，分支也多。而在同样数目的左利手人中则只有 1.7% 的人具有这种左边的中动脉大的特征。

大脑左右半球功能性别差异

胎儿期性激素的作用

研究证明，性激素不仅影响大脑的解剖结构，而且影响个体生命中大部分时间的与性别有关的行为表现。

性激素主要产生于男性的睾丸或女性的卵巢。性激素直接影响人体肾上腺激素的分泌。男性和女性都产生性激素，但在人生的不同阶段，男女两性各有侧重，女性更多地分泌雌性激素和孕酮，而男性更多地分泌雄性激素和睾丸酮。

在生命的早期，性激素造成性别差异。如果遗传的雄性组织——睾丸不产生雄性激素或者性激素不能作用于发展中的组织，有机体就会发展成为雌性。在生命的早期，性激素使性别角色行为逐渐形成，这一观点已经得到了普遍的认可。如果具有雄性生殖器官的啮齿类动物在出生后被剥夺了雄性激素的分泌，成年后它们会表现出更多的雌性动物的行为，而雄性动物的行为减少。反之也是一样。如果把雄性激素注射到出生后的雌性动物身上，它们在成年后的行为更多地表现出雄性动物的特征。

性激素对大脑神经回路的影响，在胎儿初期，两性非常相似。七周以前，两者的生殖器没有什么区别。但到第二个月末，生殖器开始分化成明显的女性卵巢和男性的睾丸。这种差别的出现是因为胎儿体内存在（或缺乏）雄性激素。睾丸酮雄性激素刺激雄性性器官的发展，这样就使胎儿变成男性；缺少睾丸酮雄性激素，则女性系统依次发展。

　　研究性激素对脑神经回路的影响的最佳实验品是老鼠，因为老鼠受孕后22天便产生性激素。此时，雄性激素刚刚开始影响鼠仔大脑的发展。当前的研究有力地证实老鼠大脑的性别分化（如性器官），主要是因为雄性激素的存在（或缺乏）而造成的。实验发现：如果雄鼠一出世就被阉割，则一般的大脑左右半球一侧化模式将不明显。否则，90天时就可以看出大脑左半球皮层要厚于大脑右半球皮层。进一步的研究还表明：被摘除卵巢的雌鼠则出现典型的雄鼠大脑左右半球功能的不对称性，即大脑右半球皮层明显变厚。这些结果清楚地表明，性激素确实维持着出生后大脑左右两半球的正常发展，特别是大脑右半球的一侧化发展。显而易见，这种影响甚至在摘除卵巢的雌鼠身上也能得到证实。

　　虽然研究睾丸酮影响胎儿大脑发展的数据非常有限，但给老鼠的胎儿注射睾丸酮则能改变大脑的单侧化。学者罗森等人通过检查刚出生老鼠的尾巴姿势，来着重研究了它们大脑左右半球的不对称性问题。一般来说，雌鼠仔的尾巴朝右，而雄鼠仔尾巴则没有（或较少）出现偏向。但如果在胎儿期注射睾丸酮，则鼠仔出生后，其尾巴朝向的不对称性将发生变化：雄鼠仔的尾巴多摆向右边，而雌鼠仔尾巴偏向左边的数量远超过雄鼠仔。这表明注射睾丸酮对不同性别鼠仔的大脑神经回路产生了作用。多年来得到赞同的观点是，体内睾丸酮浓度较高的小雄鼠比体内雄雌激素比例平衡的小鼠大脑的一侧化程度高。可见，以后的研究者应全面了解老鼠胎儿期体内激素对它们大脑皮层结构的影响，以便能准确地推论它们大脑左右半球的不对称性。有一天，可以将此方面的研究结果推论到人类身上。

　　有人对胎儿期患先天性肾上腺素分泌过度的儿童进行了研究，发现当胎儿患肾上腺素分泌过度后，从第三个月开始，肾上腺素异常地分泌出大量的雄性激素。研究人员比较了生命早期患肾上腺素分泌过度症的女孩子与正常女孩（她们的姐妹）出生后的行为。结果还发现：那些先天患肾上腺素分泌过度症，后来性激素分泌恢复正常的女孩，她们与其他女孩之间的行为仍然存在差异。这种行为差异主要表现为患肾上腺素分泌过度症的女孩的空间能力后来得到了明显的提高。

还有研究探讨了男性出生前性激素和认知功能的关系。其中一项研究的被试者为他们的母亲在怀孕时服用过二乙基乙烯雌酚。二乙基乙烯雌酚是一种雌性激素合成物，在 20 世纪 50 年代曾广泛用于防止流产，现在证明二乙基乙烯雌酚对于防止流产无效。控制组是那些母亲在怀孕时没有服用过二乙基乙烯雌酚而出生的男孩。结果发现，母亲在怀孕时服用过二乙基乙烯雌酚的男孩，比那些母亲在怀孕时没有服用过二乙基乙烯雌酚的男孩，在韦克斯勒智力量表上，空间能力得分要低。但两组在总分上没有差异。研究者相信，在母亲怀孕期间服用过二乙基乙烯雌酚后，二乙基乙烯雌酚会以一种微妙的方式影响男孩以后的空间能力发展。

出生后性激素的作用

　　需要明确的是，现在还没有非常简便而准确测量人体内性激素水平的好方法。一般测量人体内性激素的方法是看第二性征出现后的行为表现。因此，许多关于空间能力性别差异的研究都是以处于青春初期的个体为被试的，此时，男女青少年体内的性激素增加速度非常快。

　　社会性攻击行为是与性别差异有关的行为之一。一般来说，社会性攻击行为在男性身上出现的频率明显高于女性。通常解释为睾丸酮对这类行为既有功能作用又有激活作用。在胎儿期，睾丸酮激素不仅使大脑发展更加倾向于男性化（或更加一侧化），而且刺激睾丸酮感受神经回路的发展。到青春期（或成人早期），睾丸酮浓度急剧增加，这些神经回路也变得活跃。这样，就比其他发展期有更多的雄性模式的攻击性行为。

　　当男孩睾丸酮水平较高，即到达青春期时，他们的攻击性行为明显增多。而且，研究者也发现了 MPA 神经核是与社会性攻击行为有关、对雄性激素敏感的接受器。由此可以推论：大脑区域控制着人的攻击行为。

　　卡姆拉等研究人员进行了一系列有关自然产生的性激素水平与认知操作相联系的研究。有几项研究考察了睾丸酮水平与空间能力的关系，包括异性与同性的比较。总的结果是：女性如果具有较高的睾丸酮水平，她们在空间测验上得分较高；而对男性来说，具有较低的睾丸酮水平，他们在空间测验上的得分也较高。这一结果表明，更出色的空间能力可能与理想的睾丸酮水平相联系。对男性来说，应该具有较低的睾丸酮水平才能有较高的空间能力。

还有一些研究表明，女性在整个月经期内，她们对特定任务的操作水平会发生变化。研究者选取了一些最大限度体现男女性别差异的典型任务，如发音速度和空间测验。结果发现：女性的雌激素和孕酮达到最高水平时，要比雌性激素和孕酮水平最低时，其重复绕口令的速度、言语流畅性以及右手操作任务的成绩更好。

男性睾丸酮水平的日常波动也会影响其空间能力。男性早晨完成空间任务一般要比其他时间差些，这主要是因为此时他们的睾丸酮水平最高。还有研究发现，男性空间能力有季节性波动。一般在春季时，男性的睾丸酮水平较低，所以他们的空间操作水平提高得比较明显。

有一些研究者提出了认知能力性别差异的进化观。其中典型的是"狩猎者—采集者"理论。在人类进化史上，男性更多地从事狩猎和航海。这些任务要求个体在运动过程中能精确定位、定向以及心理旋转。女性则主要从事粮食采集工作，需要去寻找离家近的食物，对婴儿的表现和家庭环境的细微变化保持敏感。当言语成为有价值的交流工具时，那些在多种语言任务上有优越性的女性，将能更好地适应采集者的角色。但这些认知能力差异与大脑左右半球一侧化有何联系呢？学者利维根据一种神经结构模型提出了自己的看法。她认为：大脑左右半球功能双侧化可能有利于发挥女性所需要的技能。因为那些技能需要大脑左右半球专门化的混合，需要两个半球间充分的交流。然而，大脑左右半球功能更严格的分工，确保了男性在狩猎中所需要的高度发达的视觉空间能力。

从理论上说，由同一半球控制的两种或多种认知能力会为得到更多的神经组织而展开相互竞争。如果言语能力与空间能力共享一块"神经空间"，那些言语能力会同后者竞争神经资源，而确保高水平空间能力的理想的神经安排，就是将空间能力和言语能力分别安排在不同的大脑半球。

大脑皮层组织的作用

女性的言语能力优于男性，而男性的空间能力超过女性。如何解释这种现象呢？有一些心理学家提出：这是由于男女大脑皮层组织不同，即男女两性具有不同的大脑皮层组织。代表性的观点是伯夫尔等人提出的"女性一侧化"和利维提出的"女性双侧化"。

伯夫尔等人认为，女性言语功能的大脑皮层一侧化程度要高于男性，所以女性言语能力的发展要比男性快，且成熟得比男性早。根据这一基本假设：某种心理功能（如言语）的大脑皮层如果更为一侧化，这将会使这种能力发展得更好。

利维在解释男女两性在特殊心理功能上的差异时提出了自己的观点。她认为，男性的大脑皮层组织是不对称的，他们大脑右半球更利于发展空间能力。同时她也假设，女性大脑左半球的言语一侧化程度较低，即她们的言语机能是分布在大脑左右两半球的（即双侧化）。具体说来，如果大脑的某种机能位于一侧半球上，这将会使个体某一认知能力的表现更为出色，这是大脑一侧半球功能专门化的结果。如果大脑的某种机能位于两半球上，这将会使个体某一认知能力的表现一般化，这是因为大脑的哪一侧半球功能都没有专门化的结果。这就是在非言语辨别任务的测试方面女性不如男性的缘故。

利维还提出促使男性和女性形成不同大脑皮层组织进化的动力。从历史角度来说，如果女性更倾向于从事儿童养育的工作，就需要发展一种相当好的交往系统。也许言语双侧化是她们成功地完成抚育任务的唯一手段。另一方面，男性不需要这种双侧半球性的装置，因为他们经常从事狩猎，带领部族到食物和自然资源丰富的地方去。男性需要高水平的空间知觉补偿其言语机能，以便确保部族的生存。这导致男性大脑右半球的发展。其他一些学者也支持利维的观点，认为大脑双侧空间功能交替可能会引起左一右方向感上的混乱，使那些特别依赖空间能力生活的男性产生严重的定向错误。

关于男女两性大脑左右半球功能差异，韦伯尔从另外一个角度作了说明。他认为：男女两性大脑左右半球功能上的差异更多地取决于他们成熟速率的不同。韦伯尔注意到女孩子生理成熟要比男孩子早。一般女孩子明显比男孩要早熟两年左右。因此他认为成熟过程的差别是大脑皮层组织差别的原因。假设言语是人类最早获得的技能之一，韦伯尔预言早熟者（一般为女性）将表现出言语能力的优势，而晚熟者（一般为男性）则表现出较好的空间能力。

结合了利维有关大脑左右半球一侧化的观点，韦伯尔提出早熟者更能表现出大脑两半球间机能的适应性（或可塑性），因此早熟者比晚熟者表现出言语（大脑两半球）的协调。事实上，韦伯尔发现男女两性的言语—空间差异受成熟速度影响巨大，并且进一步的研究发现，晚熟者的言语在大脑皮层定位比早熟者表现出明显的大脑左右半球不对称性。

韦伯尔的观点也得到实验和临床观察结果的支持。研究人员发现：语言落后者和发展性诵读困难者（两者都是男性占绝大多数）具有较高的视空间能力。希尔等人提出：空间定位能力越高的个体，他们获得语言障碍的危险性越大。这主要是因为言语更多的依赖左右两半球的一系列活动。目前，越来越多的研究者已接受韦伯尔的观点，即男女间大脑的差异与性别有关，而不是利维所称的与性激素有关。

虽然这一观点令人信服，但令人惊奇的是两性成熟速度有差异。也许，两性间神经电的差异在出生时便存在着，女性的神经电更有利于最终形成两半球间的神经回路，激活每一个体体内都已存在的不同神经细胞所必需的物质。从这些解释中可以看出，人们需要探明与成熟过程差异有关的两性大脑的生物形态学差异。

大脑左右半球功能性别差异

脑的习性

避免脑疾病

大脑是人身上最重要的器官，谁都希望自己有一个发育正常的大脑。要想有一个好大脑，必须有一个好身体，正像医生忠告的那样，健全的思想寓于健全的身体。一个小小的受精卵如何发育形成拥有 1011 个神经元的脑，这是生物学现象中最令人惊奇的现象之一。从妊娠后期的胎儿阶段开始，脑机能就会因外界的刺激而发生变化。科学家研究证明，胎儿在母体内便可以利用声音和气味进行学习。出生后，新生儿的脑很容易受到环境的影响。有人曾经做过这样的实验，他们把刚出生不久的猫用竖条纹的遮障物挡上双眼，让猫在到处都是竖条纹的环境中被饲养几个月后，其对竖条纹发生反应的神经元明显增多，而对横条纹发生反应的神经元则相对减少。如果把刚出生不久的猫的一只眼睛缝上，几个月后，猫的眼睛就不能立体地看物品了。

科学家曾经做过这样的统计，一个人每天大约要死亡 25000 个脑细胞，若按一个人的寿命为百岁计算，那么人临终时所损失的脑细胞数将近 10 亿个，大约占脑细胞总数的 10%。但这并不影响人的思维能力，因为人的脑组织潜力很大，实际上最聪明的人所用的脑细胞只占总数的 1/3 左右，因此，单从脑细胞的数量来讲，一个人即便活到 100 岁，死亡的脑细胞也极少，足以维持他的智力活动。

那么，在大脑发育的过程中，应该注意什么呢？大脑的发展过程有 3 个阶段，即发育期、成熟期和衰老期。大脑是对经常变化着的外界环境做出适当反应的总枢纽，同时也是调节身体内部各种活动的神经中枢。保护脑，避免脑疾病，使脑更健全地发展，从而使体、脑共同健康是脑环保的唯一目的。

大脑的发育期是大脑功能发展的重要阶段。脑的发育期是指从妊娠开始到 6 周岁的时期。这一时期要避免发育的不利因素，提供有利因素，使脑发育健全，这样可使人受用一辈子。在这一时期内，胚胎期、围产期和婴儿期又是整个发育期的特别重要的阶段。脑在发育期容易受到不利的内外环境的影响。胎儿的内环境是母体，所以怀孕妇女的卫生显得特别重要。医学报道说明，智力发育不全的患者中，95% 的病因发生在胚胎期和围产期。例如怀孕头 3 个月由于病毒或经过超允许剂量的 X 射线照射引起小头症，孕妇饮酒引起的胚胎酒精综合征等。因此，孕妇严格遵守有关的卫生守则是避免胎儿脑发育不利因素的关键，而婴儿在出生时缺氧则是引起脑发育受损的常见例子。

许多影响脑发育的遗传疾病应当引起极大的注意，例如先天愚型和苯丙酮尿症就是典型的遗传疾病，虽然可以治疗，但治疗不及时仍将导致严重的智力发育不全。总之，要做好优生工作，如大力开展婚前保健检查，不允许近亲结婚等，这些都是非常必要的措施。

在脑发育过程中，细胞分裂增殖的高潮从怀孕后期开始，持续到了出生后 6 个月左右。在母体中，脑发育所需的营养由母体供应。出生后，婴儿的营养依靠食物和母奶。因此，提供婴儿出生后 6 个月左右的足够的蛋白质等营养（包括适量的各种维生素、微量元素和激素等）是非常重要的。

在前面的章节中，我们已经知道，环境对于脑发育生长有重要的影响。近年来，科学家们做了这样的实验，将一组大鼠饲养在有玩具的大笼内，另一组大鼠单只饲养在没有玩具的小笼内，前者称为丰富环境，后者称为单调环境。结果发现，丰富环境能促进脑成熟，而且经丰富环境处理后的大鼠的学习能力比单调组的要好。

我们应当尽可能避免一切可能发生的脑外伤因素。在外伤中，车祸引起头部外伤是日益严重的问题。外伤的严重程度不一，引起的症状当然也不同。各种年龄的人都会有引起脑震荡或脑挫伤的某些症状。

避免用脑过度

短时间内超常地用脑，大脑会因负担过重而疲乏，甚至受到损伤。用脑过度可表现为以下情况：

(1) 头昏、头痛。

(2) 四肢无力，打哈欠。

(3) 注意力不能集中。

(4) 思维不敏捷，反应迟钝。

(5) 记忆力下降。

(6) 看书时看了一大段却不明白其中的意思。

(7) 写作或做作业时，本来不会错的地方却搞错了，漏字、错别字现象增多。

(8) 脑力劳动引起食欲下降、恶心、呕吐。

(9) 脑力劳动时出现眼胀、眼花、听力下降、耳壳发热等现象。

(10) 用脑时出现想睡或打瞌睡现象。

如果出现上述情况，并且能排除其他原因的话，就很有可能是用脑过度了。用脑过度的信号是心理疲劳感觉，这种疲劳感是人体、器官或主要细胞，对继续工作的抵触，疲劳信号揭示肌体已经需要休息、需要调整和恢复。医学研究表明，只有改善细胞的供氧状况，保证细胞的正常生理过程，才能促进细胞疲劳的恢复。因此，人们常用兴奋大脑的方法强迫大脑继续工作，就会加重心理疲劳，加重细胞损伤，对肌体十分有害。

科学用脑

掌握脑的活动规律，科学用脑，就会大大提高我们学习和处理事情的效率，同时，这也是保护大脑的必由之路。科学用脑的前提，是了解大脑

认识人类的大脑

的活动规律。

要轮替、间隔使用大脑。人的大脑皮质由 100 多亿个神经细胞组成，这些细胞分别构成各类中枢神经，分管运动、感觉、智力等。若是轮换、间隔地进行各项活动，实际上就是轮替、间隔地使用脑子，有利于脑细胞轮换休息。

适应大脑的活动规律。人脑的活动在 24 小时之内会有周期性变化，但这种变化又因人而异，每人均有不同的"生物钟"。如百灵鸟型的人早上大脑特别清醒，而夜莺型的人晚上则特别清醒。因此，每人要摸索出自己大脑的活动规律，在大脑最清醒时多用脑子效果最好。

认识、理解问题要由易到难，循序渐进，这样就可以加强记忆力、理解力。反之，不懂"加减"就去突击"乘除"，欲速则不达，造成越是强迫的脑子越是困惑不解的恶性循环。

要树立乐观情绪，力戒忧闷。情绪影响健康，也是影响智力活动的重要因素。当心情开朗、精神愉快时，大脑就兴奋灵敏，工作、学习起来效率就高；反之，情绪低沉、精神抑郁，大脑就会处于迟滞状态，学习和工作都没精神。因此，我们应做到心胸豁达，精神愉快。

另外，脑力活动是高级神经活动，必须保证营养。高蛋白、维生素、充足的氧气都是不可缺少的。

脑的习性

脑的营养需求

有助于增强记忆的食物

大脑的高级智力活动是由无数个神经细胞一同完成的。这些神经细胞间彼此进行联合、协调，以发挥整体的作用，使人的大脑具有现代化电脑无法比拟的优点。营养对大脑的生长发育及正常的生理功能都有着极大的影响。

有些食物不仅有助于发展智力，使思维更敏捷，精力更集中，增强记忆力，全面提高学习能力，激发人的创造力和想象力，还可以帮助人应付压力，克服因思维迟钝引起的郁闷情绪，消除疼痛。

乙酰胆碱和卵磷脂

美国、英国、加拿大等国的研究指出，大脑功能、记忆力强弱除靠积极的锻炼和掌握记忆的规律外，与大脑中乙酰胆碱含量密切相关。在考试前约一个半小时进食富含卵磷脂的食物，可使人更添胜算。试验表明，卵磷脂可使人的智力提高25%。

乙酰胆碱含量丰富的食物有大麦芽、花生、鸡蛋、小牛肝、全麦粉、大米、鳟鱼、薄壳山核桃等。

蛋白质

充分的蛋白质是大脑功能的必需品。许多国际象棋冠军在令人精疲力竭的比赛开始前，饮食都以蛋白质为主。蛋白质，尤其是鱼，是重要的健脑食品。但是在正餐时，是先吃鱼还是先吃碳水化合物呢？蛋白质中的两种竞争的氨基酸——酪氨酸和色氨酸竞先进入大脑发挥作用。最先进入大脑灰质细胞的起整体影响作用。如在饭后想保持专心警醒，要先吃蛋白质食品，后吃碳水化合物，即先吃鱼，后吃土豆、主食；如饭后想松弛一下或小睡一会儿，那就先吃主食。如果脑力工作者需整天保持头脑敏锐，就要以高蛋白早餐开始，午餐就应是高蛋白质、低碳水化合物，而碳水化合物食物后吃。

在海产品、豆类、禽类、肉类中含有大量酪氨酸，这是主要的大脑刺激物质；而在谷类、面包、乳制品、土豆、面条、香蕉、葵花籽等食品中含有丰富的色氨酸，虽然也是人脑所需食物，但往往在一定时间内有直接抑制大脑的作用，食后容易引起困倦感。

葡萄糖

大脑每天需要 100～150 克糖。神经系统中含糖量很少，必须靠血液随时供给葡萄糖。当血糖下降时，脑的耗氧量下降，轻者会感到疲倦，不能集中精力学习，重者会昏迷，尤其容易发生在不吃早餐者身上。

新鲜水果和蔬菜、谷类、豆类含有丰富的葡萄糖。

维生素

维生素 A、维生素 B、维生素 C 对抽象思维和良好的记忆很有帮助。维生素 C 被称为脑力泵，是最高水平的脑力活动所必需的物质，可以提高约 5 个智商指数。缺乏维生素 B_1，会导致抑郁状态；缺乏维生素 B_2，即使是心理稳定的人也会出现忧郁、暴躁及恐惧症状；缺乏维生素 B_6，会降低血清素，而血清素较少就会导致抑郁症；缺乏维生素 B_{12}，表现为情绪失控或长期疲乏，易被误认为是早衰。维生素 E 是脑功能卫士，保护神经细胞膜和脑组织免受破坏脑力的自由基的侵袭，延长寿命，减缓衰老。含量丰富的食物有坚果油、种籽油、豆油、大麦芽、谷物、坚果、鸡蛋及深色叶类蔬菜。维生素 A 也能保护大脑神经细胞免受自由基侵害。含量丰富的食物有动物肝脏、鱼油、胡萝卜、菠菜、散叶甘蓝、甘薯、南瓜、杏、番木瓜等，以及所有的黄色或橙色蔬菜。维生素严重缺乏者可服药补充，但应遵医嘱，不可过量。

矿物质

一定的矿物质也是活跃大脑的必要元素。钠、锌、镁、钾、铁、钙、硒、铜可以防止记忆退化和神经系统的衰老，增强系统对自由基的抵抗力。许多水果、蔬菜都含有丰富的矿物质。缺铁会减弱注意力、延迟理解力和推理能力的发展，损害学习和记忆，使学习成绩下降；缺钠会减少大脑信息接收量；锌能增强人们的记忆力和智力，防止老年痴呆，缺锌可使人昏昏欲睡，萎靡不振，儿童发育停滞；缺钾会导致厌食、恶心、呕吐、迷睡；钙可以活跃神经介质，提高记忆效率，缺钙会引起神经错乱、失眠、痉挛；缺镁，人体卵磷脂的合成会受到抑制，引起疲惫、记忆力减退。

银　杏

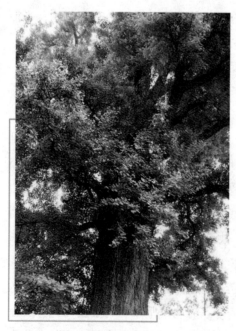

银　杏

英国科学家研究发现，银杏叶和人参具有加速人的反应能力、提高记忆力和集中精力的功效。研究人员给受试者服用这两种草药，结果表明，服用银杏 360 毫克或人参 400 毫克，就可增强记忆力。

银杏是地球上最古老的树种，已有 3 亿年历史，银杏（白果）叶一直被中医当做补脑药。它能促进大脑微毛细血管循环，增加大脑的供氧量，迅速增强大脑的警醒性，提高短期记忆，治疗记忆丧失、意志消沉、头晕目眩、耳鸣，预防痴呆症。

人 参

在我国，人参一直是健康长寿补品之王，对大脑的功效与银杏相仿，可以调节人体所有生理系统，平衡血糖，促进代谢，调节心率，平衡血压。因为人参能提高一种对情绪和记忆很重要的神经递质水平，所以它能使人集中精力，头脑警醒，思维敏捷高效，增强短期记忆力和长期记忆力，提高学习能力。特别是在紧张、疲劳、工作过度的情况下，人参能起到镇静、消除疲劳、调节情绪、增强抗紧张抗压力的能力、提高脑功能的作用。人参富含总苷及精氨酸、γ–氨基丁酸、谷氨酸、甘氨酸、天冬氨酸等，又含胆碱及多种磷脂成分。研究显示，胆碱对小鼠等动物的空间分辨学习有良好的促进作用，对记忆的再现及增强记忆也有改善作用；人参提取物可以平衡脑内 DA、环

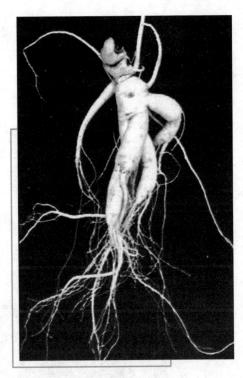

人 参

磷酸腺苷和乙酰胆碱的浓度，可提高大脑记忆力和认知能力。此外人参尚有中枢拟胆碱和拟儿茶酚胺活性物质，能促进蛋白质、DA、Ach、RNA、DNA 等物质的脑内合成。在行为药理实验中，人参萃取物易化了动物学习记忆的获得、巩固和再现过程，反应为自发活动与探究反应增加，可提高动物觉醒度和机动水平，从而加速了动物对学习活动条件反射的形成。人参促进大脑中乙酰胆碱系统与单胺类脑内神经介质的合成，这也与大脑记忆力的提升密切相关。DA 因子与去甲肾上腺素同是促进记忆的递质，苯丙酸为脑内生物胺前体，人参能促使苯丙胺酸前体

物透过血脑屏障，这对 DA 与去甲肾上腺素的合成有利，从而促进了记忆。另外，三七、绞股蓝等具有与人参类似的益智促进作用，但总的效果不及人参作用强。

薄 荷

薄荷能防止大脑血液循环受阻，强健、稳定神经，提高注意力，集中精力，高效地完成工作。

葛根、党参

葛根、党参等富含胆碱，可显著提升人脑记忆力。此外中药川芎、杜仲、刺五加、补骨脂、黄芪、远志、白首乌等也有此等益智成分。

大 枣

大枣富含多种生物碱及合环磷酸腺甙、环磷酸鸟甙等，枣核含酸枣仁皂甙 A、B、B_1，又含包括硒、钙等在内的 36 种微量元素及天冬氨酸、天冬酰胺等，对增强记忆力有明显效果。

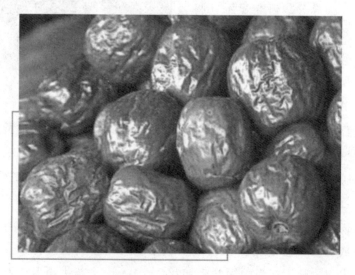

大 枣

灵　芝

灵芝内含甘氨酸、谷氨酸、γ–氨基丁酸、有机锗及钙、锰、铁等人体必需微量元素，又含胆碱、磷脂酰乙醇胺、磷脂酰胆碱等。胆碱与相关物质作用可合成乙酰胆碱。乙酰胆碱、甘氨酸等是人脑最重要的神经递质，补充这类物质可提高人脑记忆力。

核　桃

核桃富含卵磷脂、γ–氨基丁酸等。磷脂是大脑中重要的信息储存介质，γ–氨基丁酸是重要的神经递质，与 DA 等控制大脑神经系统图像、语言、运动、情感等信息的传递及维持意识清醒等。

淮　山

淮山内含儿茶酚乙胺、DA、胆碱及锰、磷、锌等 20 余种微量元素及氧化钠、氧化钾、氧化钙、氧化镁等促进蛋白质合成、加速微循环和提高记忆力的物质。

龙　眼

龙眼古称益智，其果肉可溶性部分含葡萄糖 26.91%，蛋白质 5.6% 及腺嘌呤和胆碱等含 6.309%。历代本草均谓龙眼主治心脾两虚、气血不足所致惊悸怔忡、失眠健忘、血虚萎黄诸症。《滇南本草》更谓龙眼具养血安神、益智敛汗、开胃健脾之功效。现代科学研究证明，龙眼中所含胆碱是重要神经递质乙酰胆碱前体，故龙眼补脾益智安神具有充分的现代科

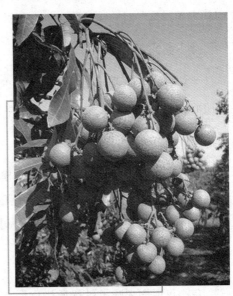

龙　眼

学依据。龙眼适用于劳伤心脾、气血不足、惊悸怔忡、失眠健忘等症。另外，广东等地的野果牛心果也有与龙眼类似的成分和益智功能。

枸 杞

枸杞含甜菜碱、胡萝卜素、烟酸、维生素 C 及天冬氨酸、酪氨酸及藏红花醛，还含钾、钙、锰等元素。另含具促进免疫作用的多糖 7.09%，又含牛磺酸，γ – 氨基丁酸。枸杞所含天然植物牛磺酸对人脑及眼睛有良好保护功能，能加速神经元的增生及延长作用，也有利于细胞在脑内移动及增长神经轴突。另在维持细胞膜电位平衡方面，牛磺酸也同样重要。因为它能帮助电解质如钾、钠、钙及镁质进出细胞，从而加强脑部的机能。由于牛磺酸有抑制神经的作用，它也有减少焦虑的作用。

健脑食物

一些健脑食品，其实是常见的物美价廉之物，如蛋黄、大豆、瘦肉、牛奶、鱼、动物内脏及胡萝卜、谷类等。这些食物不仅含有丰富的卵磷脂，而且容易消化，对脑髓的发育也有积极的作用。

牛 奶

牛奶富含蛋白质、钙及大脑必需的维生素 B_1、氨基酸。牛奶中的钙最易吸收。用脑过度或失眠时，一杯热牛奶有助于入睡。

鸡 蛋

鸡蛋被营养学家称为完全蛋白质模式，人体吸收率为 99.7%。正常人每天一个鸡蛋即可满足需要。记忆力衰退的人每天吃 5~6 个，可有效改善记忆（不适宜胆固醇高的人）。孩子从小适当吃鸡蛋，对增强记忆力有益。

鱼 类

鱼类可以向大脑提供优质蛋白质和钙。淡水鱼所含的脂肪酸多为不饱和脂肪酸，能保护脑血管，对大脑细胞活动有促进作用。

贝 类

碳水化合物及脂肪含量非常低，几乎是纯蛋白质，可以快速供给大脑大量的硌氨酸。因此可以激发大脑能量、提高情绪以及提高大脑功能。但是贝类比鱼类更容易积聚海洋毒素和污染物质。

味 精

味精主要成分是谷氨酸钠。谷氨酸是参加脑代谢的氨基酸之一，能增加脑内乙酰胆碱的浓度，促进智力发育，维持和改进大脑机能，改善记忆力。

花 生

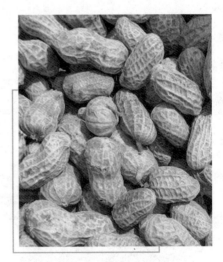

花 生

花生等坚果富含卵磷脂，常食能改善血液循环、抑制血小板凝集、防止脑血栓形成，可延缓脑功能衰退、增强记忆、延缓衰老，是名副其实的"长生果"。

小 米

小米所含的维生素 B_1 和维生素 B_2 高于大米 $1 \sim 1.5$ 倍。临床观察发现，吃小米有益于脑保健，可防止衰老。

玉 米

玉米胚中富含多种不饱和脂肪酸，有保护脑血管和降血脂的作用。谷氨酸含量较高，能促进脑细胞代谢，具有健脑作用。

黄花菜

黄花菜可以安神解郁，但不宜生吃或单炒，以免中毒，以干品和煮熟吃为好。

辣　椒

辣椒维生素 C 含量居蔬菜之首，胡萝卜素和维生素含量也很丰富。辣椒所含的辣椒碱能刺激味觉、增加食欲、促进大脑血液循环。"辣"味还是刺激人体内追求事业成功的激素，使人精力充沛，思维活跃。生吃效果更好。

菠　菜

菠菜含丰富的维生素 A、维生素 C、维生素 B_1 和维生素 B_2，是脑细胞代谢的最佳给养。它还含有大量叶绿素，也有健脑益智作用。

橘　类

橘子、柠檬、广柑、柚子等含有大量维生素 A、维生素 B_1 和维生素 C，属典型的碱性食物，可以消除大量酸性食物对神经系统造成的危害。

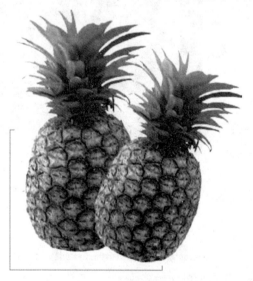

菠　萝

菠萝与香蕉

菠萝与香蕉含丰富的维生素 C 和微量元素锰，而且热量少，常吃有生津提神、提高记忆力的作用。而香蕉则富含多巴胺、5－羟色胺、去甲肾上腺素等神经递质及其前体物质，可增强大脑的记忆力。

胡萝卜

胡萝卜可以刺激大脑物质交换，减轻背痛的压力。

藻

藻含有丰富的叶绿素、维生素、矿物质、蛋白质，可以改善记忆力和注意力。

油　梨

油梨又名鳄梨、樟梨、酪梨或牛油果，为樟科鳄梨属常绿乔木，原产于墨西哥、厄瓜多尔和哥伦比亚等国，现全世界有 40 多个国家栽培。在世界百科全书中，油梨被列为营养最丰富的水果，有"一个油梨相当于三个鸡蛋"、"贫者之奶油"的美誉。

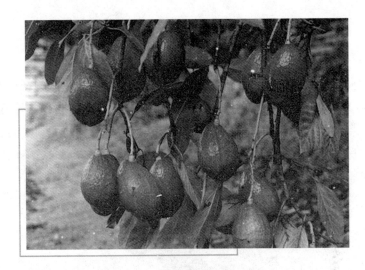

油　梨

油梨果为肉质核果，成熟时果皮从黄绿色、红棕色到棕色，果长 5～20 厘米，直径 3～14 厘米，熟后果皮变成黄绿、乳黄、褐色或暗绿色；果肉微软，肉色乳白，淡黄或乳黄，肉质极细腻；果肉具蛋黄味，略甜。

油梨果肉营养丰富，每 100 克果肉含脂肪 23.49 千克，糖分 5.6 克，蛋白质 1.25 克，纤维 1.8 克，灰分 0.7 克，维生素 C 8 毫克，是一种高热能水果，营养价值与奶油相当，难能可贵的是油梨对大脑极有好处，是短期记忆的能量来源。正常人每天半个油梨即可。

脑的感觉功能

人体有五种感觉器官：眼、耳、鼻、舌、身。身指躯体感觉，即皮肤、关节、肌肉上的感觉。感觉器官上有相应的感受器，如眼内的视网膜，耳的内耳 Corti 氏器官，鼻子内有嗅上皮，舌有味蕾，皮肤上有各种感受器，等等。感受器接受相应的刺激后发生神经冲动，然后神经冲动沿各自的脑内上升传导径，一般都要经过丘脑内的某一核团（嗅传导径是例外），然后传导到大脑皮层相应的初级感觉皮层，产生感觉。

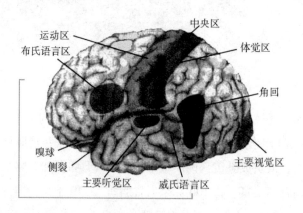

运动区
布氏语言区
中央区
体觉区
角回
嗅球
侧裂
主要视觉区
主要听觉区
威氏语言区

大脑左半球分区功能

躯体感觉

皮肤上有分布的各种小体或器官，肌肉、关节上也有另一些器官。这些器官分别感受皮肤的触、压，肌肉缩短或伸长，以及关节位置等的刺激。兴奋的传导路径有所不同：在躯体，是通过脊髓的背根神经节传入；在头面部，是通过三叉神经传入。到了大脑经过丘脑传到大脑皮层。根据对人和高等哺乳动物的实验结果发现，皮层的躯体感觉区呈一定的地形图定位分布。

痛　觉

痛觉的感受器为皮肤、内脏、关节、肌肉中的游离神经末梢。当有强烈的、损伤性的（化学的、机械钓、热的）刺激作用时，游离神经末梢便被兴奋。痛觉的传入路径类似于躯体感觉。不过痛觉的皮层区还不太清楚，可能比躯体感觉区更为广泛。

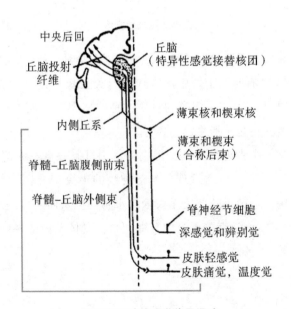

躯干和四肢的感觉传导通路

临床上有一种叫做错指痛或牵涉痛的症状，指的是内脏有病变时，同时指认躯体的某一部有疼痛，而其实那里没有什么异常。牵涉痛发生的原因是内脏病变部位的传入与牵涉所指部位的躯体感觉传入两者进到脊髓同

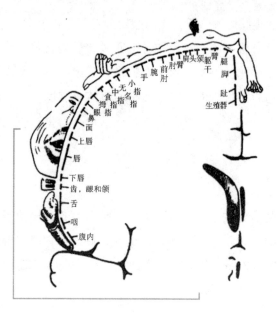

人大脑皮层感觉区

一水平，兴奋有所扩散。这些神经冲动上传到大脑时，产生了"错觉"。

　　痛觉还可以受脑的调节。中国古代就有关云长"刮骨疗伤"的故事。这是因为脑内可以产生一些抗痛的物质，有的称为内源性阿片肽，它可以干扰痛觉的产生，甚至不产生疼痛感觉。

　　吗啡镇痛是一个古老的事实，但它的作用机制一直不太清楚。1962年我国药理学家邹冈和张昌绍发现，向动物脑的中央灰质区微量注射吗啡，有强的镇痛作用，最敏感的部位是大脑导水管周围灰质。这一现象的发现，成为以后1975年欧美学者关于脑内存在阿片样受体及内源性阿片样物质的重大进展的先导。

视　觉

　　视觉的感受器是眼的视网膜。视网膜由三层神经细胞组成，外层（感光细胞层）、中间层、内层（神经节细胞层）。视网膜有两种感觉细胞：视锥负责亮光及分辨颜色；视杆负责暗光感觉。人感光的强度范围十分广阔。

最弱的暗光只有几个光子，也可以为人眼所觉察。内层的神经节细胞负责把神经冲动传到丘脑的外侧膝状体，然后传到大脑皮层枕叶的 17 区。枕叶 17 区也仅仅是一个初级视觉皮层。人看一个物体时，不但要看到它的亮度、颜色，还要看到它的图案、它的运动，这还要加上 17 区以外皮层的功能。

人的眼球好比一个照相机，远处外界物体的平行光经过眼的折光系统成像于视网膜上。如果视网膜的前后径太长，物体就必须移得近一些，才能成像于视网膜上，这就是近视；反之则为远视。

从上面所述我们了解到，近视眼是外界物体平行光经过眼晶状体成像于晶体之前，也就是说，眼球前后径相对于平行光成像长了一些。所以，现代社会中近视的人多意味着有许多人的眼球前后径长了一些。

1977 年，专家把刚出生的猴子的眼睑缝合后养起来，剥夺了其视网膜上的聚焦成像，结果猴成年后眼的前后径变长。这个变化可能是视网膜局

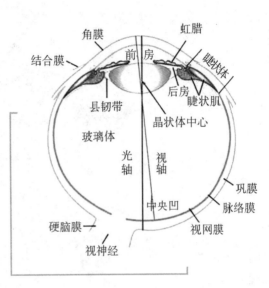

眼球的水平切面

脑的感觉功能

部的变化，因为即使切断视神经之后眼前后径也变长，另外，剥夺部分视网膜的成像，眼球变化也会出现，但仅出现于该局部。

这个实验说明，平行光线的聚焦刺激可以改变眼球的长度，于是有些科学工作者认为，现代社会条件下读书、写作增多可能减少了看远物的机会，干扰了视觉对眼发育的反馈调节，从而导致眼球前后径变长。

由此得出的一个推论便是，如果一些小孩（更可能是他们的家长）盼望其眼球发育正常，就应该建立合理的眼活动节律，也就是要增加一些看远物的机会。当然，事实上很少有人会这样做，他们情愿戴一副近视眼镜，而不愿意一会儿看近，一会儿看远，那样太麻烦了。但如果有少数人追求

高视敏锐度的视觉，例如想做飞行员，他们也可以采取这种方法。请注意，眼球长短的变化持续到青春期（13～19岁）。也有人如一些药厂，他们在试探是否可以用药理学的方法来阻断这类异常生长。无论如何，剥夺聚焦光线会引起眼球前后径变长，而且此效应又很容易被阻断。这不能不说是一个惊人的发现。

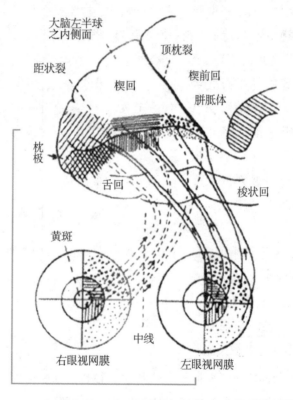

视网膜各部分投射到大脑皮层枕叶

有些青年在体格检查时发现自己是色盲，有人说，这与遗传有关。这是怎么回事？

在正常条件下，只要把原色，即红、绿、蓝三种原色光加以混合，就能造成一种混合的色光；改变原色的强度，就能够与任何指定色光相匹配。所谓匹配是指受试者看到两种色光完全一样：一是指定的色光，一是三色光混合造成的色光。仅仅需要三种原色便能产生众多的不同色光这一事实就暗示，人类视网膜负责色觉的视锥细胞是分为感红、感蓝、感绿三套的。实验证实确是如此，人类视锥细胞有三种视色素，它们分别对波长为 419 纳米（蓝）、531 纳米（绿）、559（红）纳米的色光敏感。

听　觉

人的听觉非常灵敏，基底膜振动的幅度小到一个原子直径也可以被觉察。听觉不但是语言训练的重要手段，更是欣赏音乐的门户，听觉对于人类十分重要。

听觉的感受器是内耳的 Corti 器，感受细胞是位于基底膜上的毛细胞。声波经过外耳道、中耳的传导，传入到内耳，引起基底膜适当部位的振动，即共振。由于基底膜上毛细胞的兴奋，经听神经把神经冲动传到延髓的耳蜗核，然后经过丘脑的内侧膝状体，传到大脑皮层的颞叶。听觉皮层按照声音的频率进行地形学定位。

内耳除 Corti 器外，还有与之相连的另一套管道系统，称为迷路。迷路包括壶腹及椭圆囊以及三对半规管。壶腹及椭圆囊负责头部在空间的位置以及直线加速运动；半规管则负责旋转加速运动。前庭感觉经前庭神经传入延髓。然后传到丘脑，大脑皮层的前庭代表区可能靠近顶叶的躯体感觉区。

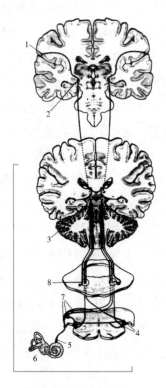

听觉的中枢传导路径

嗅　觉

前面所讲的各种感觉都是物理变量作用于感受细胞，它的作用是把物理能转变为细胞电变化，然后引起动作电位。但嗅觉与味觉是例外。因为嗅、味物质都是一些化学分子。嗅、味感觉可称为化学感觉。嗅、味感受细胞上配备有各种受体，它们把化学物质的作用转变为细胞内过程，然后引起细胞电位变化。

人嗅上皮细胞上有 2000 种以上的受体，都属于 G－蛋白耦联受体，能接受空气中的气味物质。可以说，人是装着一个鼻子的受体。

人类可以分辨近 2000 种嗅味，嗅球内约有 2000 个小球，而嗅觉感受器上的嗅受体分子基因也是约 2000 个。大脑如何辨别这么多的嗅味？至少有两种可能性。一是不同的气味以"专线"的方式定位，这就是说含有特异嗅感受器的嗅上皮神经元与相应中枢之间存在"专线"；二是嗅味信息不依赖于一个解剖上可辨的定位，而依赖于一个计算线路。两者以何者为是，目前尚难定论。

过去几年，许多研究人员的工作证明：嗅上皮向嗅球的投射具有定位关系。这种定位是在表达特定嗅感受器受体分子的嗅上皮相邻片块与嗅小球（初级加工线路）亚群之间存在的对应定位关系。因为个别嗅感受器神经元仅表达一个或很少几个嗅受体分子的基因，这种含不同受体分子的感受器神经元同嗅球中的小球相匹配，有可能在脑内造成一种嗅味的特异定位图。这些材料同定位图研究结果相结合，提示嗅通路上可能存在专线。但另一方面也应当注意到，我们能够把一系列多种嗅味组合而成为一种嗅感觉。嗅知觉（以及记忆）的这一方面事实又似乎支持在嗅系统神经元间进行着活动加工，支持计算模式。

嗅觉的中枢传导同所有感觉传导有所不同，由嗅上皮传向嗅球后，不经丘脑而直接传向大脑皮层边缘区。

味　觉

舌头上有味蕾，味蕾的味细胞上大致有接受咸、酸、苦、甜等味道的不同受体。这些味觉由面神经经延髓传入到丘脑，然后到大脑皮层顶叶及岛叶。

味蕾还能接受一些含刺激性的化学物质，如二氧化硫、氨、酒精、醋

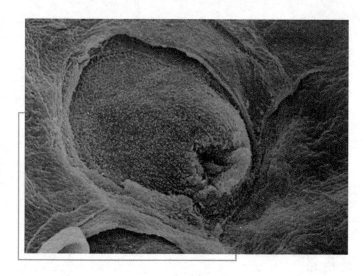

味 蕾

酸、甲醇、辣椒素，但这种感觉是由三叉神经化学感受器负责的，其传入经三叉神经系统，再经丘脑到大脑皮层。

占世界人口1/3的人食用辣椒素。辣椒素是辣椒产生浓辣味的内含物，它能激活损伤感受性 c 类纤维中的多模感受器，其作用机制是开放配基（辣椒素）门控离子通道从而使 Na^+ 及 Ca^{2+} 内流。迄今已在所有哺乳动物多种损伤感受器上发现辣椒素的受体。辣椒素作用于口腔黏膜是一种刺激剂，引起保护性反应；注射入皮内则引起烧灼痛并导致对温度、机械刺激的过敏性痛。辣椒素使痛神经纤维失敏，并使一些外周及中枢神经纤维不再释放神经调制物如 P 物质、血管活性肠肽及生长抑素等。因此辣椒素在临床上属止痛及抗炎药物，通常以油膏（含0.075%）形式局部应用，可用于制止因关节炎、疱疹后神经痛、乳突切除术、三叉神经痛等所引起的疼痛。奇怪的是，辣椒素既是一种很有刺激性的味觉刺激物，又是一种有用的止痛药。

脑的认知功能

联络皮层

从字义上说，认知是我们依赖它而知悉环境，或认知世界。用神经生物学的术语来描写，"认知"便是当外周刺激或内部动机到来时，如何注意，如何确定或辨认，以及如何设计有意义的反应的能力。

认知主要由联络皮层负责，它们的功能概括起来是：①对特定刺激有选择地加以注意；②辨认并确定相关刺激的特征；③设计并执行反应。按照粗略的评估，颞叶皮层与辨认，顶叶皮层与注意，额叶皮层与设计及执行反应关系较为密切和重要。注意枕叶的 17 区为初级视觉皮层，枕叶的其余部分当然也参与认知，但作用不那么大。

联络皮层负责认知，还有其他两方面的根据或理由：一是在从低等到高等的动物大脑皮层的比较中，联络皮层所占的比重越来越大。另外一个根据是组织学上的，联络皮层不接受来自感觉中转站（例如丘脑）的传入联系，也不直接向运动传导通路上的驿站发出投射。它们的联系似乎主要是大脑皮层与大脑皮层之间的。这种联系方式也与认知功能的特点比较一致。

顶叶与注意

顶叶损伤病人的主要功能缺损是知觉和注意方面。病人对自己身体以

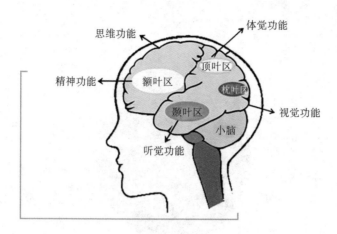

思维功能　　体觉功能

精神功能　　顶叶区　　枕叶区

额叶区

颞叶区

视觉功能

小脑

听觉功能

大脑功能区分布图

及周围物品好像只看到同侧一边，称为"对侧忽略性征候群"。让这类病人按一张原图做复述描述，就可看出他的"对侧忽略"问题。

用 PET 测量正常人脑在注意时顶叶两侧血流量变化的结果，也显示顶叶同注意有关。据认为，左侧顶叶仅能注意到右侧，而右侧顶叶则能注意左、右两边。因此，注意功能在脑内两侧分布也是不对称的。有人用微电极方法研究顶叶神经元的活动，也发现了专门负责注意的神经元放电活动。

颞 叶 与 辨 认

颞叶损伤最明显的缺陷是病人不能认识、确定及叫出所看到的物体。前面顶叶病人是看不到，视而不见；颞叶病人是视而不识。颞叶是视觉皮层腹侧通路所及之处，而腹侧通路所管的又是"什么"（what）。不能辨认面孔同视觉的"是什么"路径的关系显然很值得深入追究。有人在猴子的下颞叶找到神经元，它的放电专被猴子面孔的出现所激活，这也是一种辨认。

额 叶 与 设 计

额叶认知功能是从额叶损伤病人的症状中领悟出来的。额叶损伤对病

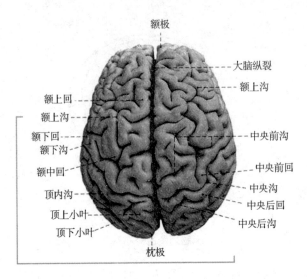

額极

大脑纵裂

額上沟

額上回

額上沟

額下回

額下沟

中央前沟

額中回

中央前回

頂内沟

中央沟

頂上小叶

中央后回

頂下小叶

中央后沟

枕极

大脑解剖——顶叶

人的影响是广泛和毁灭性的。"广泛"意即影响很多方面，因为额叶不但接受来自感觉和运动皮层的信息，也接受来自顶叶、颞叶的信息；所谓"毁灭性"是指他的为人完全变了，他的人格变了。

　　额叶损伤所表现的症状，重要的是病人不能对环境做出恰当的行为反应。动物实验发现，猴子的额叶皮层也有着一些神经元，它的活动同设计某些行动有关。

躯体运动功能

人体躯干感觉的传导通路

人体的躯体感觉分为浅感觉和深感觉。浅感觉是指皮肤与黏膜的痛、温、触、压等感觉而言，由于它们的感受器位置较浅，因此由这些感受器上行的感觉传导系统被称为浅感觉传导通路。

躯干、四肢的痛、温、触觉传导通路第一级感觉神经元位于脊神经节内，其树突构成脊神经中的感觉纤维，分布在皮肤内，其轴突形成脊神经后根。后根进入脊髓后，在脊髓灰质后角更换神经元（第二级神级元）。其纤维立即斜越到对边，痛觉与温觉在脊髓侧索上行，触觉和压觉在脊髓前索上行，二者共同组成脊髓丘脑束，上行至丘脑。在丘脑外侧核的腹后部再次更换神经元（第三级神经元），换元后发出纤维参与组成丘脑皮质束再上行经内囊，投射至大脑皮层中央后回的上 2/3 躯干和下肢的感觉区。

头面部的浅感觉是经三叉神经传入的。第一级感觉神经元位于三叉神经半月节内，其树突构成三叉神经内的感觉纤维，分布至头面部皮肤感觉，轴突经三叉神经根进入脑桥后，其中传导触觉的纤维止于三叉神经感觉主核，而传导痛觉、温觉的纤维止于三叉神经脊束核，二者均为第二级神经元。换元后的纤维交叉至对边上行，组成三叉丘系，经脑干各部止于丘脑外侧核的腹后部（第三级神经元）。更换神经元后的纤维参与组成丘脑皮质束经内囊投射至中央后回下 1/3 的感觉区。

深感觉是指感受肌肉、肌腱、关节和韧带等深部结构的本体感觉和精细触觉，即肌肉是处于收缩状态还是舒张状态，肌腱和韧带是否被牵拉以及关节是处于屈曲还是伸直的状态等的感觉。所谓精细触觉是指能辨别物体形状和性质，以及两点之间距离的感觉等。

躯干、肢体的深感觉传导通路第一级神经元的细胞体也位于脊神经节内，其树突分布于肌肉、肌腱及关节内，轴突随脊神经根进入脊髓后，在同侧后索内上行组成薄束和楔束，终止于延髓的薄束核和楔束核，在此更换第二级神经元后，纤维交叉到对侧，组成内侧丘系。再上行经脑干到达丘脑，并在丘脑外侧核的腹后部更换第三级神经元。换元后的纤维参与组成丘脑皮质束，经内囊投射至中央后回、中央前回上 2/3 处和下肢运动感觉区。

可见躯体感觉的传导通路具有两个共同特点：第一，一般由三个神经元完成由感受器向皮层的传导。第一级位于脊神经节内或脑神经节内；第二级位于脊髓后角或脑干内；第三级位于丘脑内。第二，各种感觉传导通路的第二级神经元发出的纤维，一般交叉到对侧，经过丘脑和内囊，最后投射到对侧大脑半球的相应区域（但头面部是双侧的）。

视觉和听觉的传导通路

比较而言，视觉和听觉的传导通路比较复杂。视觉传导通路包括视杆细胞和视锥细胞在内，共有四个神经元接替。视杆细胞和视锥细胞产生的电位变化经双极细胞传至神经节细胞，再经神经节细胞发出的神经纤维（视神经）以动作电位的形式传向视觉中枢而产生视觉。传导的具体途径是：视神经在视交叉处进行半交叉（来自视网膜鼻侧的纤维交叉到对侧，而颞侧的纤维不交叉仍在同侧前进），每侧眼球的交叉与不交叉的纤维组成一侧视束，视束到达丘脑后部的外侧膝状体，换神经元后，其纤维上行经内囊后到达大脑皮层枕叶视觉区。

听觉传导通路从听感受器到大脑皮层很难肯定经过几个神经元的接替。第一级神经元位于耳蜗的螺旋神经节，其树突分布于耳蜗的毛细胞上，轴突组成耳蜗神经，人桥脑止于延脑和脑桥交界处的耳蜗核，更换神经元（第二级神经元）后，发出的纤维横行到对侧组成斜方体，向上行经中脑下丘交换神经元（第三级神经元）后上行止于丘脑后部的内侧膝状体，换神经元（第四级神经元）后发出纤维经内囊到达大脑皮层听觉中枢。当神经冲动到达听觉中枢时产生听觉。听觉的投射路径不像视觉那样分明。一般认为，听觉的投射是双侧的，即由一侧听感受器发出的神经冲动既到达同侧半球，也到达对侧半球，不过到达对侧半球的投射纤维更占优势。此即心理学中双耳分听技术的原理。

大脑皮层对躯体运动的调节

大脑皮层对躯体运动的调节是通过锥体系和锥体外系下传而实现的。

锥体系是大脑皮层下行控制躯体运动的最直接路径，主要是管理骨骼肌的随意运动。锥体系主要由中央前回的锥体细胞的轴突所组成。这些纤维下行经内囊、大脑脚底、脑桥基底、延髓锥体等结构，其中中途终于脑干者称为皮层延髓束，继续下降进入脊髓者称为皮层脊髓束。因此锥体系统（锥体系）包括皮层脊髓束和皮层延髓束两部分。

在锥体束中位于大脑皮层的中央前回的神经元，称为上运动神经元。位于脊髓前角和脑神经运动核的神经元，称为下运动神经元。目前知道，80%～90%的锥体束纤维与下运动神经元之间有一个以上的中间神经元接替，亦即多突触的联系。只有10%～20%的纤维与下运动神经元发生直接的单突触联系。电生理研究指出，这种单突触联系在支配前肢的运动神经元比支配后肢的运动神经元多，而且支配肢体远端肌肉的运动神经元又比支配近端肌肉的运动神经元多。由此可见，运动愈精细的肌肉，受大脑皮层单突触联系支配也愈多。

脑是怎样指挥运动的

　　大脑通过分布在身体各部位的千万条神经，控制和调节身体的各种活动。机体神经末梢接受刺激产生冲动，冲动沿传入神经进入脊髓，最后到达大脑皮质。再经过皮质的综合分析，由某一中枢发出命令，沿传出神经纤维，最后到达相应的肌肉，引起肌肉运动。这种过程速度很快，只需

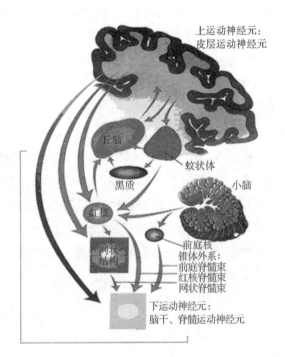

上运动神经元：
皮层运动神经元

丘脑

蚊状体

黑质

小脑

红核

前庭核
锥体外系：
前庭脊髓束
红核脊髓束
网状脊髓束

网状结构

下运动神经元：
脑干、脊髓运动神经元

运动传导通路

0.001 秒的时间。

　　运动是动物区别于植物的主要标志。运动首先依赖于肌肉。所谓脑的运动功能是指脑怎样协调、指挥全身有关肌肉，做出对环境适应的反应。运动的意义有二：一是移动体位；二是保持一定的姿势，而任何一种体位的移动都是在一定的姿势背景下进行的。脊髓（及下位脑干）是运动反射的中枢，这是因为只有它们才直接发出运动神经纤维支配全身骨骼肌。姿势维持的基础是脊髓反射，但也牵涉到脑干、小脑、大脑，它们对姿势的调节最后都得通过脊髓（及下位脑干）的运动神经元。至于什么情况下要对姿势进行调节，则源于各种感受器及感觉器官向中枢的报告，这些信息来自肌肉、关节、前庭器官，信息的内容是身体目前所处的静态位置或身体在运动时的动态变化。随意运动应当来源于脑皮层运动区，但事实上，这仅指实现随意运动；设计随意运动则需要广泛的大脑皮层各区、基底神经节以及小脑的参与。

大脑皮层的运动管理区

　　大脑皮层管理运动的脑区不止一处，其中最直接的是初级运动区，其他还有辅助运动区等。

　　大脑皮层某些区有管理运动的功能，最先是由动物实验证明的。实验中发现用直流电刺激猫或狗的一侧额叶皮层，能引起对侧肢体运动。随后

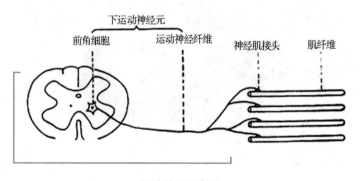

运动单位示意图

学者们详细划定了狗及猴运动区的范围。实验还证明，刺激猴顶叶中央前回及额叶的一部分均可产生运动。对于人体，根据癫痫发作时动作扩散的次序，专家早就提出运动在皮层有其代表区的设想。

用电刺激动物大脑皮层起动区的结果表明，初级运动皮层有一个人体肌肉收缩的图像存在。这个倒立图像的细节至今仍然是有争议的。但是首要的一个问题是：大脑皮层运动区是否就像钢琴的琴键，指挥运动就是按键操作？另外，这是指对一条肌肉而言的呢，还是指对一个动作而言的呢？以前的实验是用皮层内微刺激做的，结果表明，图像的一个小点受刺激常常会激活单块肌肉。但近来的解剖学及电生理学研究都表明，情形比"一个点管理一块肌肉"的看法要复杂得多。例如，已知个别锥体束神经元可以终止于许多脊髓运动神经元，而这些神经元是支配不同肌肉的。这一现象即使在运动管理最为精细的脑区（如管理手运动的脑区）也依然存在。进一步电生理微刺激实验则表明，单块肌肉可以在大脑皮层有广泛的代表区，在灵长类大脑皮层，可广泛到 2 ~ 3 毫米。由此看来，似乎运动皮层内的水平联结把一群神经元组成为一集体。这个集体则协调了一群脊髓腹角细胞的活动，从而产生某一躯体动作。从这儿也可看出皮层功能定位的复杂与精细。

感觉运动天才如优秀运动员、芭蕾舞演员或音乐会演奏家，他们之所

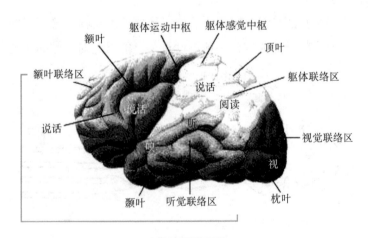

大脑皮层管理区

以能达到那种超群的速度及协调动作，是否由于有其神经系统的结构基础呢？非创伤性脑成像技术的广泛应用，使人们在获得了一大批资料的基础上，试图来回答这一问题。多数研究的目标是看看脑代表区的大小是否与运动才能有关。他们研究了职业小提琴手、大提琴手，以及经典吉他演奏家的脑成像图后，得出的结论是：他们的右侧初级运动感觉皮层的左手指区比非音乐家的相应脑区大。一般而论，较高的运动才能将反映在实现这一技能的脑区的大小上。这种看法是容易被人接受的。

从不同种动物的比较中也可以看出，一种特殊的本领一定是基于相对应的精细脑回路的，这意味着该回路必定会有更多的神经元、更多的突触、更多的支持性胶质细胞，所有这些都占有一定体积。不同种动物躯体代表区在初级躯体感觉及运动皮层的大小比例，反映了各自的特异的机械感觉及运动控制的细微特点。行为能力跟脑区大小之间的关系在同一种动物发育过程中某一特定能力减弱或从未出现的条件下也很明显。现尚不清楚的是，这一原则是否适用于人之间。例如，在细胞构筑上不论是初级感觉区还是运动区，大脑半球面积大小的不对称的平均数是否有区别。因为有90％的人使用右手操作，照例说应该有某些不对称性出现。似乎个别感觉运动天才的皮层脑区大小也应不同于一般人，但这一问题的研究也还仅仅开始。

锥体束和锥体外系是平行的线路。锥体束是由大脑各区发出，路经延髓锥体（因此得名）的主要下行传导径。锥体外系是指不通过延髓锥体而间接下传，并影响脊髓运动神经元的诸多传导径的总称。锥体外系的所谓间接下传，主要是指大脑皮层不同区（也包括 4 区）经过不同途径再经过脑干下传。在完成间接下传中，小脑和基底神经节起了非常重要的作用。

脊髓的运动反射

躯体感觉神经经脊髓背根传入脊髓，然后经过脊髓中枢的加工，经运动神经把冲动传向肌肉，这样就完成了一个反射弧。医生用锤子叩打病人膝盖，病人小腿向前抬一下，这叫膝跳反射，是最简单的反射，由于股四

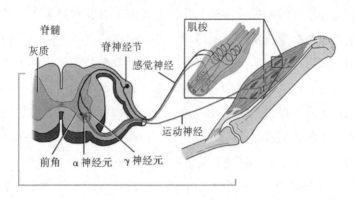

脊髓
灰质
脊神经节
感觉神经
肌梭
运动神经
前角 α神经元 γ神经元

牵张反射示意图

头肌受了牵拉，所以又称牵张反射。一个人手被锐器扎了一下，很快缩回，这也是一种反射，但这个反射的反射弧比膝跳反射复杂一些。这种反射对人体具有保护意义，使人体离开损伤的环境，一般是曲屈，所以称为屈反射。

牵张反射是人体维持姿势的基础。因为不论你处于哪一个体位，总有这块或那块肌肉受到牵张，因此受到牵张的那块肌肉就紧张一些。后面所谈到的脑干对姿势的调节，也就是对牵张反射的增强或减弱而已。

脑干接受前庭等的感觉传入，通过一些下行传导径调节人体的姿势与管理运动。走步的姿势协调要有中脑走步中枢的参与。

认
识
人
类
的
大
脑

脑是怎样思维的

大脑皮层——大脑的思维器官

大脑是人体的神经中枢，人体的一切生理活动，如脏器的活动，肢体的运动，感觉的产生，机体的协调以及说话、识字、思维等等，都是由大脑支配与指挥的。

人类区别于动物的根本点，在于人体不仅具有维持生命的生理活动，而且具有高级精神活动，它由意识、思维和心理状态构成。

随着科学的发展，人类早就开始了对大脑的研究。然而，只有到了现代科学高度发展的今天，这些研究才真正取得了显著的进展，科学家们才真正开始了对包括"大脑怎样思维"在内的、关于"大脑是怎样进行工作的"重大课题的研究。

大脑由左右两个大脑半球组成，每个大脑半球表层厚约 2 毫米，神经细胞的细胞体集中的灰质部分是大脑皮层。人的大脑皮层布满了折皱，有很多下凹的"沟"和隆起的"回"，因而大大增加了大脑皮层的面积。而大脑内部的实体白质部分，则由神经细胞的神经纤维（轴突）组成，其中还有相当数量的绝缘物质，把联结大脑各部分的作为导线的神经纤维包裹绝缘起来，使之具有良好的信息传递功能。一般说来，动物越高等，大脑就越大。但脑的体积和重量不是衡量动物和人的智力高低的指标，脑重与体重之比也不是衡量智力高低的指标，只有大脑皮层才是包括智力在内的一切高级精神活动的物质基础。如果把大脑皮层摊平，人的大脑皮层的面积约为1.5平方米，有4张大号打印纸那么大；黑猩猩的有1张打印纸那么大；猴子的只有1张明信片大小；而老鼠的则小到1张邮票那么小，可见人类的大脑皮层最为发达。研究工作已经证实，大脑皮层才是人的思维器官。

科学家们已经了解，人的大脑皮层的不同区域执行着不同的功能，可以分为感觉区、记忆区、语言区、识字区和运动区等等；在思维过程中，各个分区的功能又协同一致，共同工作。例如，谈话或驾驶汽车，看起来似乎极其简单，而支配这些活动的却是复杂的大脑精神活动：当事者需要把当时听到、看到的各种感觉信息，与大脑中原来储存的知识、经验进行比较，并结合起来加以运用。大脑每时每刻的意识（感觉、思维等的总和）与保存在大脑中的信息的瞬间检索结合起来，构成了所谓记忆活动。记忆活动使人不仅能够制订未来的计划，而且能够把思想和观念整理得井井有条，进而进行逻辑思维，将感觉到的信息加以分析和综合，以揭示不能直接感知到的事物的本质和运动规律。科学家们获得的许多研究证据表明，大脑皮层的前额叶部位是记忆活动的中心，大脑的思维活动与这个部位直接相关。大脑皮层额叶受损的病人，由于记忆能力受损而不能正确分析、判断，不能正确思维，因而在运用知识和经验去指导自己在日常生活中采取适当的行为方面，表现出严重的缺陷。

神经递质的活动

人体组织活动的基础单位是细胞，所以大脑思维活动也是起始于细胞的活动。大脑神经细胞的活动是信息的传递，因而思维活动实质上是一系列的信息传递过程。神经信息在一个神经细胞之内的传递，是以动作电位构成的神经冲动为载体的；而在神经细胞之间的信息传递，则是由一些称为"神经递质"的化学物质介导的。神经递质是神经细胞接收到神经冲动之后释放出来的，这些递质又使下一个神经细胞产生神经冲动，从而使神经信息从一个神经细胞传递到另一个神经细胞。因此，神经递质的活动是思维的化学基础。这一点在对思维性疾病观察与治疗过程中得到了确认。

老年痴呆症是一种常见的思维性疾病，表现为记忆丧失、忧郁、行为怪异、思维混乱，甚至发展到不能说话、不能行动、不会思维的程度。科学家们发现，这种疾病的病因是一些与思维过程有关的大脑神经细胞的丧失，以及大脑化学物质的异常，即大脑皮层里的一种叫做乙酰胆碱转移酶的物质显著减少，从而使得合成出的一种神经递质——乙酰胆碱变少，致使记忆力丧失与思维混乱。

在神经细胞之间，通过神经递质传递神经冲动所携带的神经信息的，是一种具有特殊结构的叫做突触的接触点。正是在大脑神经细胞之间存在的这种突触结构，实现着大脑中的化学信息传递，构成了思维活动的基础。一个典型的神经细胞可能会有 1000 ~ 10000 个突触，能接收来自大约 1000 个其他神经细胞的信息。大脑神经细胞之间通过突触的独特结构高度有序和特异性相互联结，构成了功能完善的复杂的神经网络系统，实现着进行思维活动所需要的神经信息的信息处理。大脑的功能正是依靠神经信息在神经网络组成的复杂的、层层叠叠的神经线路中的传递来执行的。

脑体积与智力的关系

大脑是人体中最复杂的部分，也是宇宙中已知的最为复杂的组织结构。大脑仅有 1.5 千克重，却由上千亿个神经细胞所组成，这个数字与整个银河系中全部星球的数目大致相同。大脑的复杂性还在于组成它的那些数目巨大的神经细胞在形状和功能方面的多样性，以及各个神经细胞结构和分子组成的千差万别。而计算起神经细胞之间的突触的数目来，则是一个更大的天文数字，要有 100 万亿 ~ 1000 万亿之多。因此，关于大脑功能的研究就成为现代科学所面临的最深奥的课题，也许会成为最难攻克的科学堡垒。依据现代科学的总体发展水平和各国科学家对脑研究的重视程度，科学家们纷纷预言：开展脑功能研究的"脑科学"，将在 21 世纪自然科学发展中占据特别重要的地位，具有高级精神活动功能的人类的大脑，终将彻底了解大脑自身。

脑体积大小在很大程度上取决于联络皮层的大小。那么，联络皮层的大小是否与智力发育有关？因为联络区的功能是认知功能。认知，也就是认识外部世界的能力，就是根据外部刺激及内部需求对之特别注意、确认并设计有意义的反应的能力。不同种动物的联络皮层所占脑的比重不同。低等动物的联络皮层所占面积很小，而人类的联络皮层就占很大的比重。以各种不同动物的脑相比较而言，脑子大的比较聪明这样的结论显然是正确的。如按脑与体重之比，鱼类为 1∶5000；爬虫类为 1∶1500；鸟类为 1∶220；多数哺乳类为 1∶180；人为 1∶50。如果我们把智力定义为认知行为的总体，肯定没有一个人会反对人比小鼠要聪明，其中的原因是小鼠的脑重量只有人的 1/3000。结论是，脑重与体重之比可能反映动物的智力发育程度。

　　大脑的很大部分被联络皮层所占，这一事实就向我们提出了另一个问题。一个人的聪明程度或一个人某项才能特别卓越，是否与脑子大小或发达程度有关？这些问题经常有人提起。前面已经谈到，不同动物脑重量与其体重的比，联络皮层所占比重的多少，反映了动物的进化，因而也可以说反映了"智力"的发达程度。但是就人类各个个体之间，脑重量的差异是否就反映了人的聪明与不聪明呢？不同人种的智力差别、男性与女性的智力的差别是否与脑体积大小有关呢？这些问题以前曾在神经科学领域内激烈争论过。这个争论不仅源自对科学问题看法的差异，也源于种族主义或歧视妇女的偏见。从历史上看，认为脑的大小可以简单地决定人的行为能力的观点，在 19 世纪有其热心的拥护者，其中包括某些科学家。还有一些科学家，他们的动机及方法现在看来都是有问题的。Broca 是 19 世纪伟大的神经学家之一，也是一个机敏的观察者，他就认为脑的大小反映人类智力；不仅如此，他还认为白种欧洲男性的脑比其他任何人都大。我们可以分析一下，至少有两点理由说明为什么脑重量或颅骨容量不能代表智力：首先，很难确定并正确测定每个人的智力；此外，每个人的受教育程度及文化背景各不相同。

　　脑不是一个匀质的器官，它的神经连接非常复杂，功能非常多样化。因此，所谓智力云云，可以因测试方法的偏爱而得出不同的结果，其中包含了某些功能、神经连接的因素在内。此外，也有人做过脑重量的实际调

认识人类的大脑

查。这里，附带提一下有人对几位伟人脑重量的调查，从调查结果也可看出，他们的脑重量有着十分明显的差别。

由此可见，任何理论或想法要把人类不同个体的行为能力简单地与脑重量、颅腔大小或其他脑的一般性指标联系在一起，其不足之处就在于它忽略了脑功能的多样性。所以，说企图用脑的大小或现代神经科学尺码来笼统地确定智力，这种设想不尽合理。

语言与左右大脑功能的关系

语言的左脑倾向化

　　人类认知的一个非常显著的特点是它具备一种特殊能力，即赋予设定的符号以特定意义，用以报告人的思想和情绪。语言就是这样一种能力。对失语症病人脑区的研究表明，人脑的语言能力位于联络皮层颞叶、额叶的某几个特定区域。多数人的此脑区位于左侧。但是，语言的情感性成分主要在右侧大脑半球。先天性耳聋病人只有手势而无语言，结果与手势语

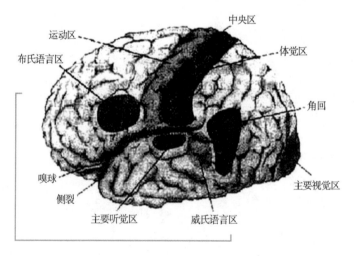

大脑语言区

认识人类的大脑

言有关的脑区跟正常人语言脑区是相同的，因此，跟语言有关的这些脑区实际上也不单单是为了语言。它是为了符号的代表，为了通信。

语言功能主要在左侧大脑，这是一种侧向上的分化。但这并不是说，一侧半球比另一侧半球是优势的，这仅仅说明左、右半球的分工。还应当说明一点，语言区同相关的感觉区或运动区不是一回事。例如：运动语言区不是口、舌、喉及咽的运动区；感觉语言区也不是听话或看书写字的区。

人脑的不少认知功能是侧向化的。要测试两侧大脑半球功能是否有差别，首先必须分别测试两侧大脑半球的功能。胼胝体切断的裂脑人为此提供了良好的条件。在胼胝体切断的条件下，左、右半球之间的信息交往已经割断。如果在屏幕上快速地出现图形或物体，则经左侧视野进去的信息，仅仅传到右半球；相反则仅传导到左侧半球。用这种实验方法，裂脑人的实验证明：人的左侧半球对书写的要求可以用语言作为回答，而右侧则不能。经过大量实验，结论是：大多数人的左侧半球特异地负责口头的和符号的加工，而右侧半球更擅长于视空间及情绪功能。

当然，右侧半球不是没有语言功能，因为它能对书写命令做出反应。因此，原来认为仅左半球有语言功能的说法是不够严格的。可以说，左侧半球讲得比右侧半球要好得多。不仅功能上有侧向化，解剖上也有侧向化，如多数人颞叶上部称为颞平面的这一区，左侧大于右侧。

用手左利、右利与语言的侧向化

大约 10 个人中有 9 个是惯用右手的，即右利，这一比例几千年来不变，在各种不同人种中均如此。确定左利、右利的方法一般是这样的：给出一系列用手操作的问题让受试者回答。例如问："你用哪一只手握筷子?" "你用哪一只手写字?" "你用哪一只手干活?" 然后对每个问题都评分，以便评价他倾向于哪一侧，并作出定量度量。人类学家从古人类的工具形迹中寻找线索，例如一柄打火用的斧子，是右利人还是左利人制造的，也可以观察古代雕刻的形象中出现的人像，是用右手的，还是用左手的。从这些资料看，祖先人类大多数是右利的。还有一些资料表明，从小老鼠到猴，动物似乎也优先用右爪，至少在某些方面如此。

左利还是右利会对一个人产生许多影响。在左利人看来，市场上展示的产品呈现右利者的特点。像剪刀、小洋刀、咖啡罐及动力工具等器具都是按照多数右利人制作的。书、杂志的装帧是按右手翻阅方便而设计的。不信你可以试一试用左手翻书。甚至高尔夫棒、吉他也是方便右利人的。正是因为此，可能左利的人在操作中出事故的几率就高。有报道，左利人的交通事故率数倍于右利者。但有些动作却对左利人方便，如国际击剑冠军似乎是左利者多。道理也很简单，任何一个人所遇见的敌手多数是右利者，而右利者比较难以躲避左利者出手的一击。

用手右利、左利同其他侧向功能，特别是语言功能之间的关系，历来是一个引起思想混乱的问题。很显然，难以把用手左利、右利与语言功能联系在一起。有一个实验的结果就可以否定两者有联系的说法。这个实验是向受试者一侧颈动脉注射巴比妥钠（一种麻醉药），然后看哪一侧大脑半球被麻醉后而语言功能丧失。结果证明，97%的人左侧大脑半球管理语言功能，那就是说，仅3%人的语言由右侧大脑半球所控制。但是左利的人所占人群百分比远高于3%，所以很难说语言功能同左利、右利有关。

据目前所知来看，用手左利、右利，如同语言一样，是用脑两侧特异化的一种象征。其所以用左手或右手，必然是因为脑的这一侧有关的神经回路整合在一起对某个人最为有利，这个人就用了最有利的那一侧手。

★脑记忆之谜

记忆机理

科学研究证明，如果我们把大脑的神经功能细胞全部激活，读万卷书并牢牢地记住，其实只需短短的几年工夫。但可惜的是，人类大脑的记忆潜能只利用了不到5%。据说犹大人的聪明就源于他们记忆能力的超群。过目不忘是每个人的奢望，记忆能力的强弱是决定聪明与平庸的关键。

早在远古时期，人们就对记忆现象产生了浓厚的兴趣。古希腊哲学家柏拉图叫它"火在蜡上烧成的景象"。但是脑子里的什么东西起着蜡的作用？外界的景象又是怎样烧进去的呢？一直是个谜。

古希腊的神话故事说，记忆是神起的作用。有个叫尼库妮西的女神，专管生灵的记忆，"记忆"一词就来自她的名字。其实，记忆是脑的功能。如果脑子睡着了，或麻醉后暂时失去意识，外界的一切事物也就无感知、无法记忆了。

记忆其实是一种活动系统，它接受、改变、重现信息。记忆的运作类似于一台计算机，信息首先经过编码成为可操作的数据，这个步骤如同将数据输入电脑；然后，信息就会被分门别类地贮存起来或装入系统，等待需要的时候再提取出来。通常我们记住一件事，从编码、贮存、再到提取，是一个完整的记忆过程。

日本脑科学家千叶康则曾说过一句话："记忆是生存的条件。"脑为了生存而活动，记忆也是生存之机能之一。脑的主要功能就是思维和记忆，这是脑给躯体发布各种指令的必要前提。记忆则是思维活动的必要条件，没有记忆，思维无从"想"起。

1951 年，在加拿大蒙特利尔麦吉尔大学神经学研究所工作的著名神经外科医生彭菲尔特，在给一个癫痫病人做手术时，偶然刺激到病人右侧大脑半球的颞上叶，病人突然回忆起以往曾经听到过的一个管弦乐队演奏的情景。当他重复刺激时，病人又听到了同样的音乐。后来，他给一个刚 1 岁的病儿做手术时，刺激了左侧颞叶，这个孩子也突然回忆起过去跟孩子们玩耍的情景。这些事实表明，大脑颞叶是重要的记忆中枢。此后，科学家相继发现，大脑边缘系统的许多区域，也与记忆有关。

记忆分类

给记忆分类的依据很多，依记忆的内容分类，大致可分为逻辑记忆、形象记忆、情绪记忆、运动记忆。在日常生活中，这 4 种记忆形式不是单独存在的，它们相互联系，你中有我，我中有你。情绪记忆就是把体验过的情绪和情感作为内容的记忆；运动记忆就是把做过的运动或者动作作为内容的记忆。这两种记忆最后还会落实成具体的概念或者形象被我们记忆下来。所以我们大脑的记忆大致无外乎逻辑记忆与形象记忆。

逻辑记忆就是把概念、公式和规律等逻辑思维过程作为内容的记忆。例如对数学公式、物理定理、语言词汇的记忆。形象记忆就是把感知过的事物的形象作为内容的记忆。例如，你看到大街上行驶的汽车，就会对汽车的形状、颜色有记忆。而你对车牌号的记忆则是逻辑记忆。

逻辑记忆和形象记忆是我们大脑的两个内存。这两个内存的大小与功能强弱，决定着我们的各种潜能的发挥。同时，每个人的这两个内存也有着自己的偏好。有的人逻辑记忆内存大于形象记忆内存，有的人形象记忆内存大于逻辑记忆内存。生活中常有这样的现象，同时对一个人的回忆，有些人想起的是这个人的年龄、姓名，但怎么也想不起来他的面貌特征了；而有的人却想起了这个人的面貌特征，但总是想不起来他姓甚名谁了。这种现象的产生和左、右脑的优势不同有着很大关系。

大脑的颞叶是重要的记忆中枢，俄国元帅苏沃洛夫说过："记忆是智慧的仓库。"按照大脑分区的说法，人的左颞叶偏重于逻辑记忆，是我们的逻辑记忆内存。古今中外，逻辑记忆内存高强的人大有人在。国外有一种背诵圆周率的比赛。1957年一个英国人背到了小数点后面5050位；1978年，加拿大一位17岁的中学生，背到了小数点后面8750位；最厉害的是日本索尼电器公司的一个职员，竟能准确地把圆周率背到小数点后面2万位。

人的大脑的右颞叶，偏重于形象记忆，是我们的形象记忆内存。科学证明人在8岁以前，主要是运用右脑。

人脑的两个内存并不是孤立地恪尽职守的，它们之间的相互合作精神很强。左右颞叶的相互协调正是记忆力高强的重要条件。

记忆之谜

犹太人的聪明，世人有目共睹。20世纪以来，他们当中涌现了为数众多的诺贝尔奖得主，在美国的国民经济中，犹太人占有举足轻重的地位。脑科学家们一直试图揭开犹太人聪明的奥秘。美国和瑞典的科学家先后发现了其中的奥秘：犹太人之所以智商超群，与犹太民族饮食中的一种能够激发记忆能力的物质有关。

这只是人们探讨大脑记忆奥秘的一个插曲，其实，人的一生，就是一条流动的记忆链。摸清这个记忆链的诸多环节，一直是人们的不懈追求。

人们发现，人的记忆力跟大脑细胞的数量有关。著名物理学家爱因斯坦逝世后，神经组织学家仔细研究了他的大脑切片，发现他的大脑细胞数量远远超过一般人。人的记忆力不但与遗传因素有关，还与后天的勤奋有关。儿童的脑细胞数量比成年人多，就是因为有些脑细胞在后天得不到记忆的锻炼，才自行死亡。

记忆究竟以什么形式存在于头脑之中呢？这是科学家们十分关注的又一个记忆之谜，自20世纪60年代，人们就设想人脑细胞中可能有无数的记忆分子。美国科学家的想象力更加丰富。1962年，美国密执安大学的心理学教授麦戈尼尔用涡虫做实验：在开灯的同时给予电击，多次重复后涡虫一见灯光便蜷缩起来。未经训练的涡虫没有趋光性，不会对灯光产生逃避反应。然后，麦戈尼尔把训练过的涡虫磨碎，给未经训练的涡虫做饲料，结果这些涡虫也产生对光的逃避反应。由此看来，带有这一信息的某些化学物质，已被输入未经训练的涡虫体内。也就是说，记忆与化学物质有关。

1965年，匈牙利出生的神经化学家安加用大白鼠做实验。他把大白鼠放在由暗室和亮室组成的间隔箱内，通常大白鼠都从亮室跑到暗室。可是，当暗室的电击装置使它们经受电击恐怖训练之后，大白鼠便不再到暗室去了。安加抽取大白鼠脑室内含有核糖核酸和蛋白质的脑脊液，注射到未经训练的大白鼠脑室内，后者也同受过训练的大白鼠一样"弃暗投明"了。后来，美国得克萨斯州贝勒大学医学院的科学家，从4000只经过上述训练的大白鼠脑内分离到一种多肽物质。这是由14个氨基酸组成的单链，称之为恐暗素。把这种恐暗素注到未经训练的3000只小白鼠的脑内，结果大多数小白鼠产生了逃避黑暗的反应。据此他们认为，恐暗素把大白鼠害怕黑暗的信息带给了小白鼠。

记忆功能区——海马区

俄罗斯生物学博士亚·卡缅斯基试图从另一个领域发现大脑的奥秘。他把人的记忆分成了3个类型。

人的第一种记忆是遗传记忆。性细胞中记录了一切生物的结构和活动原则。这些特性随着性细胞世代相传。遗传记忆惰性大，难以改变。正是这样才保证了下一代与上一代相似，才避免了自然界中各种因素的混杂。遗传记忆的信息量非常大。科学界认为，只要有2%的遗传因子就能保留人的结构的全部信息，那么其余98%的遗传因子包含的是什么信息呢？原来，一部分遗传因子是从祖先那里继承下来的。这部分因子可以说是上帝和自然界赐予的。它们在通常条件下处于隐蔽地位。一旦地球上发生灾难，生活条件变得与祖先经历过的相似的时候，现代人的体内就会产生出有助于自己生存的器官。人在胚胎期有腮和尾巴，这就是一个明证。当然，如果人既有肺又有腮，这样就既能生活在陆地上也能栖息在水中。但是，自然界的规律证明，两者只能选其一。

第二种记忆是免疫记忆。人的血液中有着极小的富有自我牺牲精神的细胞，它们生存的时间很短，主要职能是尽量多地消灭人体的敌人。淋巴细胞对侵入血液的细菌或者简单有毒物质做出快速反应，生成抗体，把有害物质"黏合"，不让它们进入其他器官。而消灭"来敌"的重任则落到了血液中的吞噬细胞的头上。这些细胞能够毫不费力地区别出外来细胞，能够把它们记住并保留下来。人一旦得过麻疹和猩红热，就会获得终身免疫力。不仅如此，多数人还能够辨认并且消灭肿瘤细胞，产生抗肿瘤免疫力。

第三种记忆是神经记忆。当我们说"记性不好"时，指的就是这种记忆。它的信息量高达 10^{11} 比特。虽然科学家很早就开始了神经记忆的研究，但对其机制还了解甚少。目前已知的是，它是由几个阶段组成的。这种记忆先从知觉开始，感觉越强烈，记得越牢。

神经记忆分为短期的和长期的两种。短期信息只保留数分钟，如人在听到一个新电话号码后，可以短期记住，直到把它写到纸上。这种记忆的量不大，没有经过特别训练的，只能记住 5~7 个信息单位，而且时间很短。好在我们的电话号码也就是这么几位数。不过，这种记忆十分不牢靠，只要分散一下注意力，就会忘得一干二净。如果信息十分重要，或者引起了人的很大震动，将来又用得着，那么它就可能变成长期记忆，甚至终身记忆。信息从短期记忆转为长期记忆的过程称为实变，是位于大脑颞叶深部的海马发挥了作用。

比如，为了治疗癫痫，医生为一位病人切除了大部分的脑，癫痫倒是治好了，他的实变能力也随之丧失，他只能记住当前发生的事。譬如，你正同他说话，后来出去了两三分钟，再进去时，他会觉得你从未同他说过话。术前的事，他却记得一清二楚。在这之后，医学界就没有采用过这种治疗方法。

受到强烈刺激后，健康人会突然丧失记忆，而且持续的时间会很长。

1944 年，居住在意大利西西里岛的一个 17 岁的姑娘，被轰炸吓得失去了记忆，有 10 年时间处于半睡眠状态。1955 年，当美国一架歼击机从航空母舰上起飞时，巨响掠过姑娘住所的屋顶，就在这一瞬间，她如梦初醒，恢复了记忆，而过去的 10 年却从她的生活中一笔勾销了，因为她那段时间没有记忆。

亚·卡缅斯基博士因此认为，遗传记忆是天生的，免疫记忆是得病后留下的，神经记忆则因人而异。

德国科学家最近发现，人脑中除了海马区与记忆功能有着直接关联外，另有一块控制嗅觉的功能区也与记忆密切相关。该发现进一步揭示了人脑记忆的生理机制，也很好地解释了人脑记忆功能在视觉、感觉等刺激下得到强化的原因。科学家们在对比试验数据时发现，当被测试者看见一个词汇时，总是距离海马区约 15 毫米的嗅觉功能区里的神经元首先活动，然后才是海马区的神经元开始活动。一旦两个功能区的神经细胞活动达到绝对同步的时候，给出的词汇就会被被测试者完全记住；而当两个功能区的神经细胞分别活动但没有达到同步的时候，给出的词汇则不能被被测试者记忆住。由此，科学家们通过观测两个功能区神经细胞是否同步活动可以断定被测试者的记忆情况。此外科学家还发现，该同步活动是以近 40 赫兹的频率在所谓的伽马振荡区里发生的，而此前已经发现，大脑在处理视觉刺激时也有这种 40 赫兹振荡的同步现象。同时科学家发现，如果记忆活动与喜悦、恐惧或者激动等感觉结合起来，大脑中控制感觉的杏仁体也会传递信号，刺激两个功能区的细胞活动，加深记忆功能。

记忆是人脑中最为重要的功能之一，此前科学家已经陆续发现一些与记忆相关的 96 功能区，但对于其生理机制尚不清楚。德国科学家认为，他们的最新发现将有助于完全解开人脑记忆之谜。

记忆迷宫的大门虽然仍未打开，但是人们已经捕捉到了记忆生理机制的脉络信息。在国内外许多心理学家、神经生理学家和生物化学家的共同努力下，记忆之谜必将被彻底揭开，到那时，人类对自身的认识将进入一个崭新的阶段。

睡眠的秘密

睡眠是脑和身体的休息

古往今来，每个人都是要睡眠的。

睡眠的真正原因是什么？目前科学家还没有一致的结论。但通常认为：人的一切活动都是在大脑这个司令部的指挥下，通过遍布全身的神经进行的。脑细胞在消耗大量能量之后，出现了疲劳。疲劳的脑细胞会主动从兴奋转入抑制，这是我们身体的自卫本领之一。这样，经过一段时间的睡眠，能量重新积累，疲劳消除，就有利于明天的学习和工作。

睡眠是脑和整个神经系统以至全身最彻底的一种休息方式。

所以，尽管一个人的生命是有限的，但我们仍必须把一生的大约1/3的时间花在睡眠上。莎士比亚把睡眠比做生命筵席上的"滋补品"，是有道理的。

午饭以后，究竟该不该小睡一下呢？我国在前些年有过一次较大规模的讨论。

赞成午睡的人认为，中午睡个觉，可以消除疲劳，使下午能精力充沛地工作。这是"阴阳平衡"的需要，是"生物钟"所决定的。

反对者则说：喜欢午睡的都是空闲之人。诸葛亮当初"草堂春睡足，窗外日迟迟"，因为是一条尚未升空的"卧龙"，到了刘备那里，他就"少寝多劳"了。"锄禾日当午，汗滴禾下土。"劳动人民哪有闲工夫去"白日做梦"？各有各的道理，谁也没有说服谁。

英国前首相丘吉尔每天都要午睡 1 小时，可晚上则大干起来，且工作效率很高。不少名人并不午休，但晚上倒头就睡。各人习惯不一，本用不着强求一致。

睡眠专家的最新意见是：白天最好有 3 次短暂的睡眠。因为人的完全清醒状态只能持续大约 4 小时，所以若能在上午 9 时、下午 1 时与下午 5 时小睡一下，很有好处。不过，虽说这是"最新研究成果"，其可靠性尚不得知。遗憾的是，世界上绝大多数人都很难做到，至少在当今时代。

最新的见解是：睡眠并不是单纯消极的抑制过程，它是动物的一种特殊工作状态。因为许多激素都能在睡眠中增加分泌，它们显然是在"工作"。

REM 睡眠和非 REM 睡眠

据报道，美国、日本等国的科学家都曾从尿中发现了"睡眠因子"，这是一种肽类物质。据称，它不仅可以催眠，还能对付有害人体的细菌，还可增强免疫功能。照此看来，"瞌睡虫"还是个有用的"多面手"。

不过，既然有"睡眠因子"，是否还有"清醒因子"呢？要不，为什么睡到一定时间会醒来，为什么有时又辗转不能入眠呢？据报道，科学家在 1940 年就发现大脑有"清醒中心"，但"清醒因子"尚未找到。不过，一种被誉为"瞌睡虫克星"的药品已经生产出来了。20 世纪 90 年代海湾战争期间，美军就用过这种可以让人在 72 小时或更长时间内不打瞌睡的药品。

人进入睡眠后经历交替的眼球快速运动（REM）与非眼球快速运动（非 REM）两种状态。REM 的特征是，人虽丧失意识，但眼球作快速扫描，而脑电图上则出现快波；非 REM 睡眠则脑电图出现慢波、梭状波、δ 波等，眼球不动，但身体肌肉却是活跃的，梦游就出现在这个期间，这个期间脑当然是休息的。剥夺睡眠如仅剥夺非 REM 睡眠，便可致死。相反，如果剥夺 REM 睡眠是不会致死的，动物剥夺睡眠致死前体重下降，体温调节失灵。

非 REM 睡眠在一夜睡眠中常常被 REM 睡眠所打断，这时虽然有眼球快

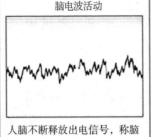

脑电波活动

人脑不断释放出电信号，称脑电波，表征着神经活动。当我们醒着或者做梦时，这些信号较强，熟睡时，则信号较弱。

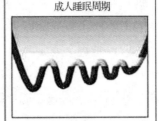

成人睡眠周期

在一夜的睡眠中，每个成人都将经历一个从觉醒状态开始，由两种不同深度、各长达90分钟的睡眠周期相互交替而构成的睡眠。起初是深度睡眠，基本上不做梦；然后是多梦的轻度睡眠。

睡眠脑电波图

速运动，但刺激不引起反应。因此 REM 也被称为反常睡眠。REM 的快速高电压脑电波发源于脑桥—外膝体—枕叶（PGO），有人生动地描述 REM 睡眠特点是"一个不活跃的身体中有一个活跃的脑"，而非 REM 睡眠特点是"一个活跃的身体内有一个不活跃的脑"。

许多其他动物都有近乎一昼夜的节律，但似乎仅哺乳类睡眠分为 REM 与非 REM。捕食动物，往往有昼夜节律，它们可以长期处于睡眠而不愁生命受何威胁；但那些被捕的动物则不然，它们必须保持高度警惕性，如兔、长颈鹿等，它们往往仅睡几分钟，就立刻醒来，而地鼠几乎完全不睡。海豚和海豹的睡眠方式更为奇妙，它们的左、右两大脑半球轮番地进入睡眠。

REM 睡眠与梦有关。在非 REM 睡眠时叫醒受试者，他从不讲自己在做梦；但在 REM 睡眠时叫醒受试者，他却常常报告正在做梦。

成年鸟类、两栖类、爬虫类都没有 REM 睡眠，而哺乳类几乎都有 REM 睡眠。因为哺乳类的脑已十分发达，所以 REM 睡眠就成为必要。但是一种多刺食蚁兽并无 REM 睡眠，同时它的大脑皮层特别大。这是因为食蚁兽缺少一个擦掉不必要脑过程的机制，所以它的大脑就只好无可奈何地增加体积。但是解释了食蚁兽，又出现了新情况：海豚也缺少 REM 睡眠，雄兔也很少 REM 睡眠，产生这种现象的原因还不十分明朗，目前正在研究中。

1949 年，生物学家发现电刺激中脑网状结构引起了一种惊醒或激醒的状态。这个部位被称为网状激活系统。现在更深入一步了，认为脑桥－中脑交界部的胆碱能神经元是激醒的关键因素。当清醒时或 REM 睡眠时这群神经元是活跃的，非 REM 睡眠时则安静下来。但胆碱能神经元不是唯一的，蓝斑的去甲肾上腺素能神经元，以及中缝核的 5－羟色胺能神经元也是。脑干的胆碱能神经元、5－羟色胺能神经元以及去甲肾上腺素能神经元，都既可投射到丘脑，又可投射到大脑皮层。因为丘脑与大脑皮层的相互作用是产生脑电图诸种波形的"起步"点，所以这些脑干神经元的活动可以影响不同睡眠时期的不同脑电表现，也就很正常了。

关于睡眠产生的原因，有另一种想法是认为机体在清醒状态时产生了一种或数种分子，这种分子积累多了就引起睡眠，它们也可能作用于有关睡眠的脑区。很多睡眠生理学家对此都有兴趣，但最后得出一些实验结果的是 19 世纪 60 到 70 年代的 Pappenheimer、Karnowsky 及他们的同事们。Pappenheimer 首先确认一个早期的实验：把睡眠剥夺动物的脑脊液转移到正常的受者，可使受者陷入睡眠，事实上被剥夺睡眠的是一只山羊，如将少量上述脑脊液注射入正常家兔，可使它在注射后 6~8 小时内的非 REM 睡眠增加 40%。

因为上述结果非常明确和强有力，于是 Pappenheimer 和 Karnowsky 便进一步来确定山羊脑脊液中的相关物质，以后是睡眠剥夺兔脑脊液中的以及人尿液中的睡眠物质。这个英雄般的努力，使人们看到一线曙光，似乎可以在睡眠药理学方面开辟一个治疗失眠的新途径。再经过数年的努力，从 1.5 万只家兔脑中分离出一个睡眠因子，以后又从大量人尿液中分离出来，原来是一个相对分子质量较小的 maramyl 双肽。令人惊奇的，同时也是令人失望的是，哺乳类细胞不能制造这种肽，而细菌壁上却有此成分。把分离的小肽以及它的合成衍生物引入实验动物毫无疑问地可以诱导睡眠，但由于它源自细菌，故对它的生理意义产生了疑问。

睡姿问题

不少人主张，睡觉时应该头向北，脚朝南。理由是：北极的磁场能影响血液的流动，所以人就睡得好。美国专家研究地球磁力对人体影响的实验中也发现，头北脚南而睡的人，要比朝其他方向睡眠的人睡得更甜美。

但另外有人认为，如果头南而脚北去睡，则效果更好。北京中医学院用这种方法对失眠者进行试验，结果相当满意。据解释是：人体经络循环方向与地球磁力线走向一致，顺应自然，气血畅通，从而睡得踏实而深沉。据说我国古医书上提到的睡眠应"子午为经"，就是主张取南北向入睡。因为这里的子指北方，午指南方。

头应向何方睡？现在要得出结论还早。然而，各国科学家都认为地球磁场会干扰脑电活动，都把地磁与睡眠好坏联系起来考虑，恐怕不是完全没有道理的。

人的睡姿有仰卧、伏卧、右侧卧、靠卧、跪卧、立卧等多种，具体的样式就更多了。

印度的一位宗教徒，自 1995 年起就立着靠在一块厚板上睡觉。美国怪人格利斯，一定要单脚站立才能进入梦乡。研究者发现，大多数人在睡着后的 5~10 分钟内就要变换一下姿势，青年人平均为 13 分钟；中年男子为 9 分钟；妇女为 7.5 分钟；儿童为 7 分钟。心理学家这样解释：频繁变换睡姿是为了松弛白天劳累带来的肌肉紧张。

很难说哪种睡姿最好。但通常认为屈着身子睡比较符合生理需要。请注意："睡如弓"的体位与胎儿在母体内的姿态是相同的。

失眠的原因

每个人都有过无法入睡的经验，或是因为时差的问题，或是悲伤、担忧、焦虑、太开心了、过度兴奋等等。但是这和长期不断地辗转反侧、不能入眠的状况是不一样的，后者在人体需要休息时，却无法睡着，而得不到该有的休息。

首先来看看造成失眠的一些明显原因。有些环境因素或是个人的行为状况都会让人一夜不能好睡。也许是卧室里通风不良、太闷、太热、太干燥，或是空调开得太强。睡的床可能太硬、太软或是太短。有时候是因为自己已经养成"在该上床就寝时工作"的习惯，结果即使关了灯以后，脑袋还是一直转个不停。

自己所吃的及所喝的东西，还有吃喝的时间也会影响到睡眠。比如在睡前喝点小酒确实能帮助你入睡，但是却也常在几小时之后就会使你清醒，无法再入睡。如果在很晚的时候抽烟，或是在睡前一刻吃了甜点，则这些尼古丁或是糖分都可能会让你睡不着。另外，咖啡、茶或可乐里的咖啡因也有同样的效果。

年龄也是失眠的原因之一。年纪越大，需要的睡眠也就越少。

当然，事情也可能真的和你自己所想的一样，你在夜里确实是睡不熟也睡不久。那么，以下就是可能导致你失眠的几种状况：许多老年人都有多相性睡眠节奏的现象，也就是说他们在白天有太多"小睡片刻"的状况，结果晚上就没法睡得很深很久。尤其是那些平常时间太多，没事就坐在那儿读读报或是看电视的人，最容易有这种症状。

甲状腺机能亢进也会干扰睡眠，使得患者常常静不下来，易受刺激，常会因心悸而汗湿身子，脉搏过快，即使胃口非常好，体重却仍然持续下降。而甲状腺机能不足的人，如果是服用了太多甲状腺素，也会有同样的症状。

突然停止使用一些平常已经习惯服用的药物也可能会让人晚上睡不着觉。比方你决定不再吃安眠药，也切实遵守，结果是根本睡不着。这是因为身体已经习惯依赖药入睡，时间一久之后，没有安眠药根本就无法入睡。但别放弃，继续坚持下去，总有一天你不靠安眠药也能睡着。

梦的奥秘

睡眠脑电

梦是一种生理现象，是大脑皮质某功能区兴奋所产生的。

为什么会做梦呢？这与睡眠脑电的变化有关。

人们在入睡以后，脑电会发生一系列的变化。根据脑电和躯体功能的改变，将睡眠分为两个时相，即"慢波睡眠"和"快波睡眠"。

在慢波睡眠时，脑电图出现高幅波、同步化的慢节律，表明皮层处在抑制状态。在这个时相中，很少有梦。

进入快波睡眠时，脑电波出现低幅波、去同步快波节律，说明皮层处于兴奋状态，梦就常在这个时相中出现。所以，梦是快波睡眠的特征。梦的内容，常反映出白天自己经历过或思考过的事情，所以人们常说："日有所思，夜有所梦。"这是有一定道理的。

曾经经历过的事情，在脑中留下了刺激的痕迹，即贮存了信息。睡眠时，这些贮存的信息，引起皮层某些区域兴奋，就形成了梦。

梦常是荒诞离奇、杂乱无章、模糊不清的。这是因为在睡眠中，皮层提取的信息是零散的、无序的，而且是在皮层处于普遍抑制的背景下，某些局部区域的兴奋所致。此时，皮层的思维活动是一种低级的形式，对事物的分析是不完整、不严密的，常把一些彼此没有关系的信息，凑合在一起，因而缺乏合理性和逻辑性。

但有的人若在白天专心致志地思考某一难题，入睡后在皮层仍能维持该脑区的兴奋，甚至可能在睡梦中突然使问题得到解决。

快波睡眠时，蛋白质的合成速度加快，有利于神经系统的发育，能促使记忆和精力的恢复，具有重要的生理意义。

如果连续几天将人从睡梦中唤醒，终止其快波睡眠，则会引起注意力不集中、记忆力减退、易激动等心理活动扰乱现象。当然，如果在睡梦中，大部分时间都在做梦，大脑皮质处于过度兴奋状态，也不利于脑细胞的恢复和调节，导致第二天不能以充沛的精力投入工作和学习。所以，不要因做梦而产生思想负担，要通过规律的生活，达到良好的睡眠状态，保持身体健康。

REM 睡眠

在人类许多古老的文明里，人们相信梦是通向更高一级世界的窗口，是获取信息、指引方向、权力启示的源泉。如埃及法老曾梦见七头牛吃光了田里的草，于是祭师们认为这是暗示将有天灾和饥荒。今天我们必须要问一问梦是否真的有意义。对梦进行研究有许多困难。显然，我们不可能直接观察别人的梦，即使做梦的人也只有在醒来后才能了解梦境，而此时也许已经不再记得或者曲解了梦的体验。但由于可以客观地测量 REM 睡眠，因此现代对于梦的解释很大程度上依赖于对 REM 睡眠而不是对梦本身的研究。但是两者实际上并不相同。有一些梦可以不在 REM 睡眠阶段发生，而且 REM 睡眠的许多特征跟梦也毫不相干。

我们需要梦吗？目前没有大家认同的答案，但我们的身体的确渴望 REM 睡眠。一种类型的实验，实验者在每次进入 REM 睡眠状态时被唤醒，这样特异性地剥夺 REM 睡眠，因为在入睡的最初一两分钟必然是非 REM 睡眠状态，经过积累就可以使整个晚上都成为相对纯粹的非 REM 睡眠。首先观察到，剥夺 REM 睡眠的行为持续几天后，他们会比正常情况下更频繁地进入 REM 睡眠状态。当他们终于能够不受干扰地睡觉时，就会出现 REM 睡眠反弹，即他们会按照被剥夺 REM 睡眠的比例延长 REM 睡眠的时间。大多数研究还没有发现剥夺 REM 睡眠会引起白天的任何心理上的伤害。需要再一次指出的是，不能把对 REM 睡眠的剥夺解释成对梦的剥夺，因为即使剥夺 REM 睡眠，在开始入睡和非 REM 睡眠期间仍可做梦。

弗洛伊德曾提出许多梦的功能。在弗洛伊德看来，梦是伪装的满足愿望的方式，是一种性和攻击幻想的无意识表达方式，而清醒时这些幻想是不能实现的。噩梦也许能够帮助我们克服那些可以引起焦虑的生活事件。

梦的理论则更多地建立在生物学基础上。哈佛大学的 Allanlobson 和 Robert McCarlev 提出了一种"激活—合成"理论，明确地排除了弗洛伊德学派的心理学解释。取而代之的解释是，梦或者至少其中一些奇异的特征，可被看做 REM 期间由脑桥随机放电导致的大脑皮层的一些联想和记忆。即脑桥神经元通过丘脑激活大脑皮层的不同区域并引起我们所熟知的形象和情感，而大脑皮层则试图把分散的形象合成为一个可以感知的整体。由于这种被"合成"出来的产物（梦）由脑桥神经元的半随机活动所引起，因此一点儿也不奇怪，这种梦可以是稀奇古怪的，甚至没有任何意义的。支持和反对"激活—合成"理论的证据都有。"激活—合成"理论的确可以解释梦的离奇性，以及与 REM 睡眠的密切关系，但无法解释脑干随机活动怎么能够触发梦里出现的各种复杂而流畅的故事，也无法解释为什么会一夜一夜地做着相同的梦。许多研究者认为，REM 睡眠或者梦本身可能对记忆有重要作用，尽管现有的证据中没有一个是非常肯定的，但的确有一些有趣的线索。REM 睡眠在某种程度上有助于记忆的整合和巩固。剥夺人和大鼠的 REM 睡眠可以损害多种学习能力。一些研究者发现，高强度学习可使 REM 睡眠时间延长。在一项研究中，以色列神经科学家 Avi Kami 及其同事们训练受试者在外周视野中辨认一些短小线段的朝向。由于视觉刺激的呈现时间很短，这一任务的难度很大。但经过数天的反复练习后，受试者完成任务的成绩有很大提高。令人惊奇的是，在经过一夜的睡眠后，早上的成绩比前一晚竟然也有提高。研究发现，剥夺受试者的 REM 睡眠，则经过一夜睡眠后，其学习成绩并没有提高，然而剥夺非 REM 睡眠却反而可以提高成绩。据此推测，这种记忆需要时间进行强化，而 REM 睡眠对记忆强化特别有效。有一种关于睡眠—学习的说法：一边愉快地打着瞌睡一边听着

梦的奥秘

录音材料，考试科目就会自动被记住。这听起来是不是像学生们的幻想？遗憾的是，这就是一种不折不扣的幻想。没有任何科学的证据支持睡眠—学习。精心设计的研究显示，那些第二天早晨能回忆起来的内容基本上都是在短暂的觉醒阶段听到过的。事实上，睡眠处在一种严重的健忘状态。例如，我们绝大多数的梦似乎永远地被遗忘了。虽然每晚四或五个 REM 阶段中的各个阶段都会做许多梦，但我们所能回忆起来的只是醒来前的最后一个，而且我们常常无法想起半夜醒来时曾做过的事情。

弗洛伊德的"潜意识"

梦和 REM 睡眠的功能迷惑了我们。但是没有任何证据可以证明或推翻前面讨论过的任何一种理论。事实上关于梦还有许多富有创造性的和看起来合情合理的观点，而其中最吸引人的是弗洛伊德的学说。

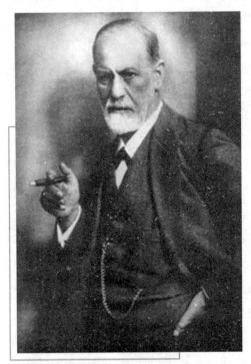

梦的解析者弗洛伊德

弗洛伊德（1856～1939）是一位备受争议的科学家，即使100多年后，人们依然在讨论他的学说，支持和反对他的学说都大有人在。

弗洛伊德发现在人的意识背后，还深藏着另一种极其有力的心智过程——"潜意识"。后来，他发掘这种潜意识，并加以分析，最后建立了他的精神分析学整个科学体系。"潜意识"是被心理抑制和压迫着的领域，经过外力的帮助可以转化为"意识"。而这种"潜意识"在被发现之前是不可测的。就其内容和倾向性而言，也有好有坏。这种内心秘密，如同一座冰山，在时间中漂流，大部分浸在无意识的海洋中，小部分"漂浮"在"意识"的层面上。正是这种关于"潜意识"的观念构成弗洛伊德的精神分析学的理论基础。

弗洛伊德对梦研究的动力是他对种种反科学的迷信观念的厌恶。作为一个科学家，他认为物质世界的内在规律性是可以认识清楚的，即使是无形的人类内心的活动，也可以在人的机体内找出其内在的客观根源。梦，作为人的心理活动的一个组成部分，是人体内的复杂精神活动的一个特殊表现，其根源和人的其他精神活动一样，是在心理世界深处的潜意识，而这种潜意识，是人类早年实践活动的浓缩品和沉淀物，从个人或人类种族发展系列而言，归根到底，它都是实践的产物。

弗洛伊德关于"梦是愿望的达成"的理论是他论证潜意识活动规律的重要证据，也是他对梦进行分析后得出的第一个重要结论。弗洛伊德说："就像我们研究低等动物的构造以了解高等动物的构造一样，我们应该多多探讨儿童心理学，以了解成人的心理。"小孩子的梦，往往是很简单的"愿望达成"。为了证明这一点，弗洛伊德举了一个很有名的例证。说有一次，他带着邻居家一个 12 岁的小男孩爱弥尔同去旅行。这个小男孩文质彬彬，颇有一点小绅士的派头，相当赢得弗洛伊德小女儿的欢心。次晨，小女儿告诉弗洛伊德："爸爸，我梦见爱弥尔是我们家庭的一员，他称你们爸爸、妈妈，而且与我们家男孩子一起睡在大铺内。不久，妈妈进来，把一大把用蓝色、绿色纸包的巧克力棒棒糖，丢到我们床底下。"

在《梦的解析》一书中，弗洛伊德说："梦，并不是空穴来风，不是毫无意义的，不是荒谬的，也不是部分昏睡、部分清醒意义的产物，它完全是有意义的精神现象。实际上，它是一种愿望的达成，它可以说是一种清醒状态精神活动的延续，它是高度错综复杂的理智活动的产物。"

弗洛伊德分别阐述释梦的历史和方法，梦愿望的达成和伪装，梦材料的来源和运作方式以及梦的心理过程。他从性欲望的潜意识活动和决定论观点出发，指出梦是欲望的满足，绝不是偶然形成的联想，即通常说的"日有所思，夜有所梦"。他解释说，梦是潜意识的欲望，由于睡眠时检查作用松懈，趁机用伪装方式绕过抵抗，闯入意识而成梦。梦的内容不是被压抑与欲望的本来面目，必须加以分析或解释。释梦就是要找到梦的真正根源。

弗洛伊德将梦分为显相和隐义。显相是隐义的假面具，掩盖着欲望（隐义）。白天受压抑的欲望，通过梦的运作方式瞒骗过检查以满足欲望。

他认为梦的运作方式有以下几种：①凝缩，将多种隐义集中简化以一种象征出现。例如花是许多心爱事物的象征。②移置作用或译作转换，指将被压抑的观念或情调换成一种不重要的观念，而在梦中却居主要地位，如去园中赏花、采花。③戏剧化，将抽象的隐义变换成具体的形象。如一妇女梦见被马践踏，是代表她内心顺从了男友的要求。④润饰，或称加工改造，将无条件的东西精心制作改造为有条理的梦境，以便蒙混过关。释梦就是将上述种种伪装（化装）揭开，从显相中寻求隐义。

音乐对脑的调整作用

重视音乐对脑的开发作用

人类医学已由生物医学向心理、社会医学模式扩展。新兴学科"音乐治疗学"便是心理医学中的一种治疗方法。音乐已不再单以其文艺形式给予人们精神上的欢快、鼓舞和教育，其独特的治疗功能已不再是鲜为人知的话题。现国内外已有多家医疗单位建立了心理音乐治疗室，其治疗范围也由原来的精神、神经系统的疾病，而拓展为防治内、外、妇、儿、口腔及肿瘤等多种疾病。

近年来，许多专家认为，音乐作为一种物理能量的声波，它除能够调整、参与人体许多有规律的振动，对人体生理产生物理和化学作用外，一些神经心理学家还认为：音乐具有开发右脑潜能，调整大脑两个半球的功能。

人类的大脑分为结构基本相同的左右两个半球，大脑的正中线有一条深沟前后贯穿，两个半球深部由两亿多条神经纤维组成的胼胝相连接。虽然大脑的两个半球外观相似，但功能上又有很大区分。根据苏联心理学家和美国神经生理学家对脑的功能、脑生物电活动的测试发现：被称为优势脑的左半球负责抽象思维，完成语言、阅读、书写、计算等工作，也被称为"语言脑"；右半球负责形象思维和直觉思维，具体完成音乐、美术的鉴赏，情感等工作，所以又被称为"音乐脑"。

据统计，90%的人习惯于使用右手，而只有10%的人习惯于使用左手。习惯于右手的使用者，其左侧半球是优势脑；而使用左手的人，据临床观察其优势半脑却不完全在左侧。人类在自然生活中，无论如何也离不开语言，因而左脑的利用率长期占优势地位，一般来说，右脑则经常处于得不到发挥的劣势。长期的使用上的差异，造成了左右脑平衡功能失调。

我们知道，由于大脑分工所限，尽管左脑能够详细、牢固地掌握具体的专业知识，但它却很难从整体规划及发展前景方面做出全面的判断，难以产生经验与几何的想象力。而我们的右脑恰恰补充了左脑的欠缺，它具有左脑急需得到配合的创造力、联想力、直观力和灵感。如果能够均衡地利用和开发胼胝相连的两个大脑半球的功能，调动大脑协调的整体运动，使大脑充分挖掘其潜能，加强其活跃能力，那么这决不仅仅是一个1加1等于2的公式，而应是人类智能的一个飞跃。

开发"音乐脑"

如何开发我们的"音乐脑"？这自然离不开音乐，许多人体研究专家多年的实践研究也恰恰证实了这一点：音乐具有开发右脑潜能的功能。一般认为长期从事音乐实践的人，特别是音乐家，大多都具备持久、敏捷的记忆。这是因为从生理机制观察，对音乐的使用可刺激大脑的海马回，促使乙酰胆碱类的神经递质分泌增强。另外音乐本身就是想象和联想的产物，它能使音乐使用者丰富其想象力而发展其创造力，从而提高人体素质和智能。

日常生活中，在人们运用语言脑紧张工作和学习之余，若能经常欣赏或演奏自己喜爱的音乐，可激发大脑右半球产生新的兴奋灶，从而使语言脑得到充分的休整。更重要的是能够改善左右脑平衡失调所造成的一侧半球的长期抑制状态，使大脑皮质兴奋性增高，同时其传导和储存能力也相应得以提高，使大脑两半球的优势得到充分的配合和发挥。正如心理学家劳伦斯指出的那样："只有当大脑右半球也充分得到利用时，这个人才最有创造力。"

实践证明，许多大科学家的左右两个半球都是均衡发展的人。例如，伟大的物理学家爱因斯坦一生中最热衷的是物理和音乐，他之所以有惊人的创举，与他既具有严密逻辑推理的左脑，又具有形象思维发达的右脑是分不开的。据《爱因斯坦的音乐脑》一书介绍，美国脑科学家在对爱因斯坦的大脑进行切片分析时发现，他的大脑神经突触比普通人多得多。这与他经常演奏乐器（特别是小提琴）有关。因为快速的左手运动会使右脑神经系统受到反复刺激，从而促使其神经细胞变大，继而分出许多突触和形成分叉，这也正是大脑两半球得以均衡而促使智能飞跃的一个科学论证。

由此可见，音乐已不再仅是一种文艺形式的存在，它对人类所起的巨大作用，正逐步被人类所认识和掌握。如何提高人类音乐素质，也绝不仅仅是精神文明的一种表现，而是对人体科学的再一次发现。

音乐对脑的调整作用

情绪与脑的关系

情绪反应与脑

正常人都有喜、怒、哀、乐、惊奇等情绪经验，这时人的理智似乎稍居下风，而各种下意识的有时是莫名其妙的动作及反应有可能发生。情绪过去后，人恢复正常。有些精神病人出现持久不正常的、类似于情绪反应的表现，或大喊大叫，或痛哭流涕，表现人与环境的显然不适应。这种行为都与大脑有着直接的关系。

情绪反应伴有自主性神经活动激活的表现，如汗腺分泌、心跳变化、

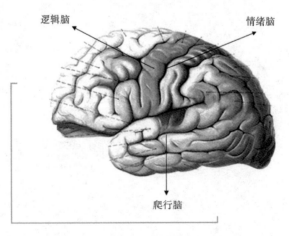

逻辑脑　　　　　　　情绪脑

爬行脑

三位一体的大脑

皮肤血流改变、脸色变红或变苍白、立毛、肠胃运动减弱等。这是因为当交感神经系统活动异常增强时，动物（包括人）处于充分利用自己的代谢及其他资源以应付紧急状态之需，按他的话来说，就是准备"战斗"或者"逃跑"。相反，当副交感神经活动增强时，身体内的代谢储存增多。情绪发作时，人体的代谢活动相应剧变。

以往认为自主性神经反应是要么全有要么全无，特别是交感神经系统。人们认为，一旦情感性刺激激惹了人体，则交感神经系统的所有组成部分都参与反应。但近来的研究却证实，自主性神经元的反应颇有些特异性。

情绪反应通常伴有面部表情变化；反之，面部肌的不同收缩会激起一定的情绪反应。不同的情况引起相关的情绪，其神经元的放电方式不相同。例如，根据一般人喜、怒、哀、乐、失望等不同情绪表现时的不同面部肌肉收缩，按一条一条肌肉要求受试者运用某一指定肌肉收缩（即随意运动），但此时并不告诉受试者当时在模拟何种情绪反应。在指定作业的同时，记录受试者的心率、皮肤电导及体温等客观指标。令人惊奇的结果出现了：某一种特定的肌肉收缩形式可以反复地、特异地引起不同的自主神经系统活动（根据客观记录而判断）。更有甚者，当执行指令的肌肉活动同某种情绪反应的肌肉活动越相近时，自主性反应也最强。此外，执行指令的肌肉收缩还往往使受试者主观上感到某种情绪在发生。这种结果的可能解释之一是，当大脑在指挥某一随意运动（此例是指挥面部肌活动）时，不但是运动皮层发生了活动，而且那些参与情绪反应的脑回路也参与了活动。

杏仁与恐惧

杏仁是脑的边缘系统的一个重要组成部分，它位于颞叶的嘴侧端，由埋于大脑半球内的大块灰质，以及一些大脑半球内侧表面的部分皮层组成。杏仁（常常也被称为杏仁复合体）分为三部分：皮质内侧核群、基底外侧核群以及中央—前核群。它们各与大脑其他部分有独特的联系。皮质内侧核群同嗅球及嗅皮层有广泛的联系；基底外侧核群主要与大脑皮层特别是感觉联合区域相联系；而中央—前核群则同脑干和下丘脑以及同孤束核等内脏感觉区相联系。杏仁体主要有两束投射纤维将信息传入或传出，杏仁腹侧传出系统为弥散的纤维，终纹则是较密集的纤维束。

杏仁将加工处理感觉信息的皮层区域同下丘脑和脑干效应器系统联系起来。来自皮层的传入提供了经深入加工处理过的视觉、躯体感觉及听觉刺激的有关信息。杏仁体还有来自加工、处理内脏感觉传入的皮层区域——脑岛的纤维。来自皮层的这些传入纤维是杏仁体与下丘脑的不同之处，下丘脑只接受相对原始的感觉传入，而杏仁体还直接接受来自某些丘脑核以及来自嗅球和脑干中的孤束核的感觉冲动传入。生理学研究已经证实了感觉信息的这种会聚。也就是说，视觉、听觉、躯体觉、味觉和嗅觉刺激引起杏仁体内的许多神经元做出反应。而且，常需高度复杂的刺激（比如面部的）来唤起一次反应。杏仁至下丘脑和脑干（以及可能远至脊髓）的投射使其既能控制自主神经系统，又能控制躯体运动系统。

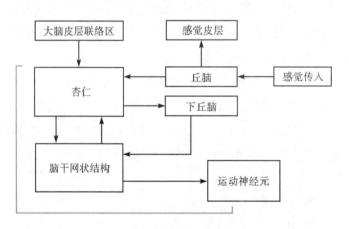

杏仁传入与传出联系

实验发现，杏仁同动物攻击行为（接近于怒）有非常密切的关系。实验中把猴的一侧杏仁破坏，同时又切断胼胝体及视交叉，使其成为"裂脑动物"。这种动物仅有一侧杏仁，且只能接受同侧的视觉输入。实验中发现，猴子的行为同它用哪一只眼睛看外界大有关系。如果把杏仁完好侧的眼睛挡住，动物的行为十分温顺；相反，如果把杏仁切除侧的眼睛挡住而正常侧的眼睛看到外界，则猴子的表现很不温顺，有点凶残，极具攻击性。看来，由于杏仁的损坏，动物对于从视觉得到外界信息的解释就不正常了，它不攻击了，不防备了。更有甚者，不仅视觉刺激如此，触觉刺激则不论触到哪一侧，都引起它的攻击反应。这样看来，杏仁是在感觉输入和情绪反应之间起了桥梁作用。

为了细致地分析杏仁在恐惧反应中的作用，其他科学家给鼠养成了因恐惧形成的条件反射。条件刺激是声音，而非条件刺激引起恐惧的是电刺激足底。条件反应养成之后，分析杏仁及其他有关神经结构在条件反射中的作用。恐惧反应用客观的指标（如血压、蜷缩不动的时间等）来度量，很像人处于焦虑状态之下的情况。

恐惧神经路径的分析有许多要点，但其中非常主要的一条是如果把内侧膝状体与听皮层之间的通路切断，条件反射仍可能发生，由此得出了结论：只要内膝体（听中枢）与杏仁保持完整，恐惧条件反射仍能发生，而听觉皮层却不是必需的。这一分析很有意义，它很可能为分析常见的各种精神症状提供思路。但是话又说回来，关键是要有一个好的能说明问题的动物模型，而这是最难的。从内膝体经听觉皮层到杏仁1、2，或者直接从内膝体到杏仁3，两条通路之一均可完成恐惧性条件反射。所以在1处切断，条件反射仍可保留下来。

中脑—边缘投射与愉快

1954年医学界做了个有趣的实验，方法是把电极埋在鼠脑内某一部位，这个电极通电的开关设置在鼠能达到的某一位置。结果发现，当电极埋植于VTA（腹侧被盖区，这是我国学者蔡翘最早描写的一个中脑脑区）、黑质附近以及伏膈核等部位时，鼠便不断地多次去按那个按钮。这一现象称为自我刺激或颅内自我刺激。于是人们推理说，这些部位应该是"愉快"中枢，或"酬报"中枢。

自我刺激的脑区分布很广，但其中VTA、伏膈核的位置，引起人们的注意，因VTA的神经元分泌多巴胺，投射（被称为中脑—边缘投射）到伏膈核、腹侧纹状体及内侧额叶。临床上也有些证据表明，多巴胺与人的情绪等也有密切关系。

狂躁症与中脑—边缘投射

狂躁症的临床症状有如下特点：持续的幸福感、易动、易情绪激动，并伴有运动不安、失眠、竞争思想、思考及判断不良。狂躁症虽可继发于服用某种药物（如强的松），或其他疾病（如中风、亨廷顿病等），但常见的还是双极性（BD）紊乱，即狂躁—抑郁症的原发性、特发形式。BD 的狂躁、抑郁两者常常同正常相交替出现。

狂躁及抑郁在表现上处于两个对立地位（一是增加，一是减低），情绪、动机能量、心理运动活动、自尊心、性欲及欣快感等均是如此。狂躁病人的欣快感反映了他从社会、工作或其他创造性活动中能更多地得到快乐与酬报，病人因而过度地参与这类活动，往往白天、黑夜连着干。病人自认为有无穷的能量，也不需要睡眠支撑着。这种过度动机状态及幸福感又与他自认为有特殊天才、勇敢或宗教上有地位相关；有的病人甚至认为他有超自然的能力，有大量财产，甚至是一个政治或宗教领袖。虽然发病初期病人的"产出量"有些增加，实际上当狂躁症发展恶化以后，他的工作能力大降，思维紊乱。由于过多地参与欢乐的活动，病人会失去判断，从而导致无节制地乱置物品，性草率及过量饮酒。

狂躁症病人的心理运动活动也增加，于是可表现为激动、踱步及焦躁不安，病人诉述自己的思想快速，临床上表现为讲话快，注意力不集中，并且意念飘忽，即突然转移话题。常常易激惹及发怒，渐渐导致暴力行为。

BD 发病常在青春期或 20 岁出头，终生患病者为 1%。第一次狂躁发作前常有多次抑郁发作，而 BD 确立之后，常为两者交替。锂、丙基戊酸盐或抗精神病药均可使发作减轻，发作间期缩短，发作频次减少。10% ~ 15% 的 BD 病人每年有 3 次发作（快周期），至少有 20% 的 BD 病人在发作间期有情绪不稳等表现。

狂躁症的发病机理尚不清楚。有人认为，从黑质、中脑腹侧被盖区向腹侧基底神经节及内侧前额叶（即中脑边缘）的多巴胺能投射，可能同介导欣快感、动机行为增强及心理活动活力有关。具体说，中脑边缘多巴胺能功能亢进产生狂躁症所表现的幸福感、运动不安及动机过强；而功能过低则介导抑郁症者无欣快感，心理运动迟缓，且无动机。药理学治疗资料也支持这一点，因为用多巴胺受体阻断剂或 DA 合成抑制剂可减轻狂躁症的症状。DA 受体激动剂或 DA 前体可以促进抑郁症或情感正常的 BD 病人发生狂躁症状。相反，有如下情况：①服用利血平或帕金森病患者可出现抑郁症状；②抗抑郁治疗可增加边缘结构的 DA 受体功能；③非妄想抑郁病人脑脊液中 DA 代谢物高香草酸浓度减低。另外，狂躁症与抑郁症交替出现的双极病程，同可卡因依赖的症状相似，后者因可卡因导致的 DA 摄取受抑制，因此有幸福感、不安、失眠、行为增强等表现。而可卡因戒断症状时为 DA 功能缺陷，因此表现为情绪下降与无欣快感。据三方面的材料来看，即使 BD 时有 DA 功能失常，它也依脑区不同而异，而且还与其他递质系统有复杂的相互作用。这三方面的证据是：①BD 病人的 DA 受体影像学研究；②DA 受体阻断剂应用后狂躁病人及抑郁病人的精神病症状改变；③BD 有一种混合型发作，既有狂躁，又有抑郁。

最新医学理论认为，BD 是由于第二信使级联反应的异常。这就可以解释，不仅有多巴胺功能的紊乱，也可以有去甲肾上腺素能、5-羟色胺能、肽能（如 CRF）等功能的紊乱。锂的作用很广泛，它可抑制腺苷酸环化酶亚型的表达，改变神经递质受体与 G 蛋白的耦联。锂盐对磷酸己醇级联的抑制作用，可以缓和或改变细胞对许多神经递质的反应，只要它们的作

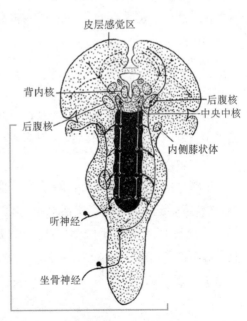

皮层感觉区
背内核
后腹核
后腹核
中央中核
内侧膝状体
听神经
坐骨神经

感觉投射系统示意图

用是通过多磷酸己醇更新率的改变介导的。第二信使通路上任何一个步骤受影响，都将会影响许多脑区的细胞功能。

根据神经影像学的研究，与中脑边缘投射 DA 功能紊乱有关的扣带回皮层腹前部异常，可能与 BD 的发病有关。据 MRI 研究，BD 病人胼胝体部腹侧的前额叶灰质体积减少。此外，PET 影像学发现，此区的葡萄糖代谢在抑郁期低于正常，而在狂躁期又高于正常。而这一个前额叶皮层（PFC）正是与腹侧被盖区的 DA 神经元有密集的交互联结的脑区，当然它与中缝核的 5 - 羟色胺能神经元也有反复的交互联结。用电或谷氨酸刺激大鼠内侧 PFC（包括膝下 PFC 在内），可引起 VTA 区多巴胺能神经元的爆发放电，可使伏隔核的 DA 浓度增加。因此人们认为，PFC 的内侧部（包括膝下部），应该与 BD 发病时的 DA 功能紊乱有相当关系。

结构影像学研究发现，BD 时杏仁也有变化，左侧杏仁体体积减少，第三脑室增大。因为膝下 PFC 与同侧杏仁及内侧丘脑有相当丰富的联结，而这两者均位于第三脑室旁边，因此，上述结构影像学改变可能与神经病理过程有关。脑血管或损伤性脑部病变如果累及腹侧 PFC，则也常有狂躁、抑郁表现，所以内侧前额叶参与狂躁—抑郁症发病是有不少根据的。

新皮层与情绪

情绪表达因人而异，对某人为恐惧或忧虑者，而对另一人则未必。大脑皮层（新皮层）必然对情绪也有影响。已知情绪表达有脑的侧向化，又一次说明新皮层的参与。

情绪反应是一个异常复杂的过程，即使是环路也不一定足够完整。以 Papez 环路而论，后来的事实使 Papez 环路也有不少修正。另外，下丘脑的"怒"，中脑的"怒"，颞叶切除出现的温驯，也不可能是一样的。恐惧、怒、愉快都是情绪，但又各不一样。一个功能一个点，一个功能一个环路的想法，显然不够理想。

左脑型智慧

左脑优势型

1984 年美国降生了一个被誉为"极度聪明"的孩子迈克尔·卡尔尼。卡尔尼在出生几个月后就能听懂家人的话，半岁的时候已经可以说完整的句子了。将近 1 岁的时候，他已经能够读出超市货架上的商品标签，2 岁的时候已经能够记住电话号码，3 岁的时候已经开始理解一些代数原理。在大多数孩子刚够上一年级的年龄时，他已经完全掌握了整个小学的课程。10 岁的时候，他的父母把他送进了南阿拉巴马大学，而他在大学的成绩仍然名列前茅。

卡尔尼是个左脑优势的孩子，这样的孩子，占到了 95% 左右，只不过卡尔尼把这种优势发挥到了极致。但是卡尔尼的左脑优势还有什么特色呢？左脑优势的人还有什么其他的不同呢？为什么 95% 的人都是左脑优势，他们的表现却是千差万别的呢？

其实左脑的优势只是相对于右脑而言，大脑的功能分区决定着孩子的各种潜质的发挥。左脑主导型的孩子，也会有着很多的不同。再有，左脑优势的孩子，也只是他的主导脑趋向于左脑，而他在思维及能力的发挥时，是大脑的整体运作，并不是左脑在那里单打独斗，只不过是左脑起了带头作用和主导作用而已。

比如卡尔尼，虽然属于左脑优势型，但除了知识智慧比较发达以外，他还喜欢旅游，他说他的理想是做个游戏节目的主持人。据说卡尔尼的音乐及棋类活动能力也是同龄孩子中最棒的。喜欢旅游音乐，喜欢做对人际交往和组织合作能力都有相当要求的主持人工作，都说明卡尔尼的双后脑区也有着较高的能力潜质。可以肯定地说，卡尔尼是个"左脑、双后脑优势"的孩子。

卡尔尼类的孩子有一个共同的特点就是他们的知识智慧、经验智慧及感觉智慧都很高，但他们的创造智慧却相对不是很高。这大概是他们的分析推理能力、按部就班的工作能力较强，从而抑制了他们创造性的发挥。美国著名的心理学家、"智商"一词的首创者勒维斯·特曼曾经做过一项包括1500名高智商儿童的追踪调查。这些孩子都是典型的聪明者，他们都轻松地跳班，轻松地完成大学学业。这个课题一直从那些孩子的童年追踪到现在，其中尚存者大概80多岁了。结果显示，这些孩子后来都十分成功，他们健康、富有、事业有成、生活充实。但是他们中有创造性成就的人却寥寥无几，更没有富有创造性的艺术家或者作家，也没有一个获得诺贝尔奖金的科学家。

左脑优势型孩子的脑潜质特征有利于他们知识智慧和经验智慧的相互协调和发展。左脑优势型的孩子，在听说读写能力、运算分析能力、推理判断能力、实际操作能力等方面会有较大的潜质和发展空间。他们具有抽象思维、管理组织、程序控制能力较强的特点，做事稳重、严谨，动手能力较强，并且有一定的自我约束能力。他们今后可以向工程师、技术管理、教师、医护等方面发展。

左脑、双前脑优势型

左脑、双前脑，属于知识掌握、知识积累的脑，有人干脆把双前脑比喻成学习的脑。它的能力强弱，直接影响着人学习成绩的好坏。

最具左脑、双前脑优势特点的是被誉为"科学之父"的大科学家伽利略。

伽利略是300多年前意大利的著名物理学家。在教会神学统治下的黑暗

认识人类的大脑

时代里，这位杰出的科学斗士，凭着深邃的洞察力、执著的探索精神和不屈不挠的斗志，向旧的教条挑战，为近代科学诞生立下了不朽的功勋。他发现了摆的等时性，发明了比重仪、望远镜，并用自制的望远镜发现了木星的卫星和太阳星系。他第一次运用了实验与数学相结合的现代科学方法，在力学、天文学、数学等领域做出了许多开创性的工作，被誉为物理学的"开山鼻祖"。

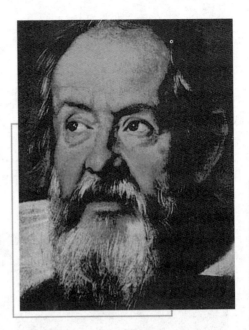

左脑型智慧

伽利略在科学上注重方法论的做法，无疑是他左脑分析、推理、判断能力的集中体现；他的

左脑、双前脑优势型代表人物伽利略

多项发明创造，突出了他右前脑区创造性思维及左后脑区动手能力的超常发挥。但如果了解伽利略的生平，我们就可以清楚地感觉到伽利略在人际交往能力上的欠缺。伽利略在上大学期间就因顶撞老师而受到学校的训斥。在大学任教期间他因"离经叛道"被学校解聘。到了晚年，他面对宗教势力的审判而不得不忍辱负重。尽管这些大都是因伽利略坚持其观点所致，但也十分清楚地反映出他左后脑区的弱点。

左脑、双前脑区优势型的人有些什么特点？适合的发展方向又是什么呢？左脑、双前脑区有一定潜质优势的人在知识智慧、经验智慧与创造智慧上会有很好的协调与发展。他们在以下各方面将有一定的发展优势：听说读写能力、运算分析能力、推理判断能力、实际操作能力、管理组织能力、程序设计能力等。这类人群的双前脑区优势还为他们提供了技术性与实验性思维相结合的良好空间，今后可以向科学研究、技术型创业与发明，金融经纪等方面发展。

左脑、双后脑优势型

如果把双前脑区比喻为学习的脑、智力因素的脑，那么双后脑区就可以说成运动的脑、非智力因素的脑。它主要负责的是人们的经验智慧和感觉智慧。不妨可以这么认识：智力因素是认识活动的操作系统，非智力因素是认识活动的动力系统。双后脑区有优势的孩子，往往具有较强的动手能力、组织能力、方位感知能力、人际交往能力及团结互助能力。可见他们具有很强的非智力因素。

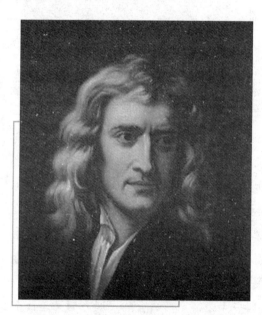

左脑、双后脑优势型代表人物牛顿

那么智力因素和非智力因素的相互关系是怎样的呢？专家指出：首先，智力因素制约着非智力因素。非智力因素是在智力活动中产生的，不管是哪种非智力因素，也不管是好的还是坏的，归根结底是在认识的基础上形成和发展起来的。其次，智力水平决定一个人非智力因素水平的高低。一个人非智力因素水平的高低与其智力水平有很大的关系。再次，智力活动的效果可以转化为非智力因素。把智力因素与非智力因素之间的关系诠释发挥得最好的典型，就是具有左脑、双后脑优势的大物理学家牛顿。

小牛顿是个极普通的孩子，他的家庭环境并没有为他在科学上或艺术上的成长提供特别有利的条件。很长一段时间，他学习成绩平庸，为此还受到老师的批评。但他的确有与众不同的地方，那就是心灵手巧，精于制作，而且非常着迷。他在上学的时候制作的水车、风车、日晷、刻漏、幻灯机等模型，深得人们的赞赏。牛顿从小就表现了极强的动手能力，显示了突出的左后脑优势。

牛顿小的时候对语文、算术并没有多大的兴趣，他醉心于自己的小制作，当他的叔叔告诫他"不了解作用原理的工匠绝不是好工匠"的时候，他深深地受到了启发。叔叔的话激发了牛顿探索科学真理的进取精神。从此，他对科学的探索一发而不可收。勤奋成了牛顿走向成功的必然之路，也造就了他非凡的左脑。他对人类的贡献是空前的，他在力学、光学、天文学、数学等领域均做了奠基性的工作，形成了以牛顿力学为中心的经典物理学体系，并用它解释了从日月星辰到海洋湖泊各式各样的自然现象，指导着蒸汽车船、织布机、钟表等种类繁多的生产工艺，从而彻底改变了世界。

牛顿的另一个突出特点是，他和伟大的伽利略不同，他有着相当好的人缘和人际关系，得到了几乎所有人的尊重。牛顿在世时，就已经成为自然科学家的偶像，受到全球学子的崇拜。他曾是英国国会议员、皇家学会的终身会长、巴黎科学院的外籍院士，并被女王封为爵士，甚至还担任过英国造币厂的总裁。牛顿的团结合作与人际交往能力在他下面的这段话里表现得淋漓尽致，这段话一直在鼓励着后人："我之所以比笛卡尔看得远些，是因为我站在巨人的肩上。"这些都充分表现了牛顿右后脑区的卓著特征。

牛顿的一生是把自己的特长发挥到极致的一生，他是在愉快中激发着自己的聪明才智。甚至他的临终遗言都写得这般的轻松："我不知道，世上人会怎样看我。不过，我自己觉得我只像一个在海滨玩耍的孩子，一会儿捡起一块比较光滑的卵石，一会儿找到个美丽的贝壳，而我的面前，真理的大海还完全没有发现。"

左脑、双后脑优势的人群在知识智慧、经验智慧、感觉智慧上会有较好的发挥，他们在听说读写能力、运算分析能力、推理判断能力、实际操作能力、管理组织能力、程序设计能力、人际协调能力、空间感知等能力上会有很大的发展优势，今后可以向教师、行销、医护、律师等方面发展。

左脑、左前右后脑优势型

大音乐家莫扎特是左脑、左前右后脑优势型的代表人物之一。其实莫扎特并不单纯醉心于音乐，儿童时代的莫扎特在许多方面都表现出了较强的聪明才智。他喜欢数学，善于学习语言，喜欢和孩子们一起玩游戏，表现出了较强的左脑优势特征。但毫无疑问，莫扎特在音乐上的辉煌，远远超过了他在其他任何领域的成就。这一点也正好反映出了他左前脑区与右后脑区的对称优势特征。左前脑区的知识智慧与右后脑区的感觉智慧的协调优势，造就了一个杰出的音乐家。

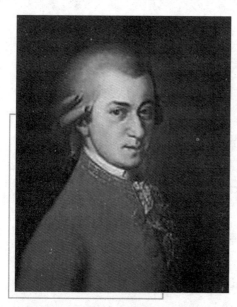

左脑、左前右后脑优势型代表人物莫扎特

但莫扎特也有他天生的弱点，在音乐天赋上，莫扎特绝对充满自信，他轻视几乎所有同时代的作曲家，当然从不想模仿他们。但是在个性和性格上，他却对革新充满了矛盾，因为莫扎特继承了一部分他父亲的性格，不希望过于清晰地与旧成果决裂；正因为如此，在他短短的 35 年人生道路上，差不多有 10 多年的时间，莫扎特都在这种新与旧的对抗中挣扎。这些挣扎甚至扩展到他对工作与婚姻的抉择。这一点明显证明了莫扎特右前脑区创造智慧中冒险与开拓精神的欠缺。

我们可以清晰地分析出莫扎特左脑、左前右后脑区优势特征。其实，对人的脑区优势的探索，一直是科学家、家长、教师追求的目标。特别是心理学家，还尝试着用交谈和书面问卷的方式测试学生的智力特征，脑像图就是这种尝试的延伸。研究者和教育者必将面对学生个体差异问题，这是因材施教的前提。就像莫扎特一样，我们的孩子都具有某些方面的特长，同时也在另外一些方面欠缺一些。

孩子之间的个体差异并非需要经过较长的时间才会显露出来，孩子很小的时候，我们就可以从他们的身上看到这些区别，它们可能根本就是天生的。那么左脑、左前右后脑优势的孩子有什么特点呢？

左脑、左前右后脑优势型的人在知识智慧、经验智慧与感觉智慧的协调与发挥上有较大的发展空间。他们在听说读写能力、运算分析能力、推理判断能力、实际操作能力、管理组织能力、程序设计等能力上将有较好发挥。这种脑潜质还有着独立思考、实事求是和人际协调交流相结合的特质，今后可以向工程师、秘书文案、社会学者、听觉艺术等方面发展。

左脑、右前左后脑优势型

弗洛伊德是和巴甫洛夫齐名的心理学家。巴甫洛夫发现的是条件反射，弗洛伊德发现了"梦"的秘密——潜意识。

弗洛伊德从小就继承了犹太人的聪明，他的学习成绩一直令家长和老师骄傲。他的阅读面非常广泛，而且经常是外文读物。他最感兴趣的是艺术、文学、哲学和科学类的书籍。弗洛伊德喜欢文学艺术作品的与众不同之处是，他喜欢分析人们的生活状态，喜欢假想各种戏剧化的人际纠纷。弗洛伊德在工作中有一个习惯，他热衷于收集尽可能多的数据，然后对它们进行系统化的组织分类。从以上的情景我们可以看出，弗洛伊德有一个聪明的左脑，他有着极强的分析问题和解决问题的能力，不论是他小时候的学习成绩，还是他卓著的分析判断能力及细致入微的工作作风，都赖于他左脑知识智慧及经验智慧的超群。

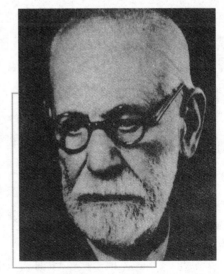

左脑、右前左后脑优势型
代表人物弗洛伊德

弗洛伊德分析问题和解决问题的能力还来源于他善于发现疑惑，最让他感到愉悦的事情莫过于发现一些矛盾并对它们进行思考和分析。正是因为如此，弗洛伊德敢于发现，敢于想象，并在认真分析的基础上敢于创造。这些使弗洛伊德创建了新的理论和新的治疗方法，成为一个富有创造性的理论发明家。这无疑源于他右前脑区创造智慧的潜力。

弗洛伊德也不是完人，正像弗洛伊德自己说的那样："在向这里的神经学界阐述我的思想时，我处于相当孤立的境地。他们简直把我当做一个偏执狂。"这一方面证明了弗洛伊德的创造性发现别人不能企及，弗洛伊德曾经这样评价自己的发现："我已经触及了人性中最伟大的秘密。"另一方面，也证明了弗洛伊德人际关系上的弱点，反映了他右后脑区的某些不足。实际上弗洛伊德就是这么一个性格倔强的人物，他的周围一旦有人在思想上或人格上对他有丝毫的不忠诚，他会立即从自己的生活或学术圈中把别人开除出去。弗洛伊德很长一段时间的工作好友，最后也不得不离他而去的约瑟夫·布鲁尔曾这样形容弗洛伊德："弗洛伊德的智慧是最高的，我敬重他，就像一只小鸡敬重一只苍鹰。"这一比喻形象地说明了弗洛伊德的为人处事。

剖析弗洛伊德的脑区优势，我们不难看出这么一个答案：左脑、右前左后脑优势，他的欠缺在右后脑区。

和弗洛伊德一样，左脑、右前左后脑区优势型的孩子的脑潜质特征有利于他们知识智慧、经验智慧与创造智慧的相互协调与发展，在知识积累、抽象思维和细节操作能力上应有较好表现。他们在以下各方面将有一定的发展优势：听说读写能力、运算分析能力、推理判断能力、实际操作能力、管理组织能力、程序设计能力等。他们的脑潜质特征还具有稳健求实、细致工作和勇于进取、开创性强相结合的特质。今后可以向教练员、经理人、企划、程序设计、视觉艺术等方面发展。

左脑、双前脑、右前左后脑优势型

左脑、双前脑、右前左后脑区优势型的人与左脑、右前左后脑区优势型的人基本上没有什么太大的区别，只是两类人的双前脑区及双后脑之间的比较有些不同。前一类型人的双前脑区较双后脑区有更好的潜质特征，而后一类型，他们的双前脑区及双后脑的表现比较均衡。

左脑、双前脑、右前左后脑区优势型的人的脑潜质特征有利于他们知识智慧、创造智慧与经验智慧的相互协调与发展。在知识积累、抽象与形象思维的协调和细节操作能力上应有较好的表现。他们在以下各方面将有一定的发展优势：听说读写能力、运算分析能力、推理判断能力、实际操作能力、管理组织能力、程序设计能力、直觉灵感突现、创造策划能力、规划整合能力、冒险应变能力、视觉艺术能力等。他们的这种脑潜质还具备良好的技术性与实验性思维相结合及稳健求实、细致工作和勇于进取、开创性强相结合的特质。今后可以向科学研究、技术型创业、金融经纪、教练员、经理人、企划、程序设计、视觉艺术等方面发展。

左脑、双后脑、左前右后脑优势型

爱因斯坦曾经说过："聪明的才智并非指你储存知识的能力，而是指你知道在哪里能找到有用的知识。"这段话实际上是在说，每个人应该发挥自己的长处，因为你的长处所在，才是你智慧的所在。每个人的长处既有相同的地方，也有不同的地方，这正是我们人类人才济济的原因。就拿左脑、双后脑、左前右后脑优势型的孩子而言，他们与左脑、左前右后脑区优势型孩子之区别，就在于他们的双后脑区较之双前脑区有较好的潜质表现。

左脑，双后脑，左前右后脑优势型人的脑潜质特征，有利于他们知识智慧、经验智慧与感觉智慧的相互协调与发展。在知识积累、抽象思维和细节操作能力上应有较好表现。他们在以下各个方面将有一定的发展优势：听说读写能力、运算分析能力、实际操作能力、管理组织能力、程序设计能力、人际交往能力、听觉艺术能力、空间感知能力等。他们双后脑区的双优特征及左前右后的对称脑潜质，还具有稳健严谨、独立思考、实事求是和人际协调交流相结合的特质。今后可以向教师、行销、医护、工程师、秘书文案、社会学者、听觉艺术等方面发展。

右脑型智慧

右脑优势型

美国科学家斯佩里通过割裂脑实验，证实了大脑的左右分工理论，并获得了 1981 年的诺贝尔医学和生物学奖。他的这一理论推翻了 100 多年来左脑占支配地位的传统观念。右脑优势型人才同样可以创造辉煌的未来。美国人甚至认为，美国在一些科技方面之所以不如前苏联，主要是美国艺术教育的落后。钱学森说过："科学家不是工匠，科学家的知识结构中应该有艺术，因为科学里面有美学。"

我国大约有 90% 的人为右利手，也就是习惯使用右手，左撇子只占大约 10%。右利手的人绝大多数的优势大脑半球在左侧。这使我们无意识地开发了左侧大脑半球，而忽视了右侧大脑半球的开发。右脑在非言语高级智能活动中具有特殊的功能。这是人类创造智慧、感觉智慧的主导功能区，例如控制情感、形象思维、文字与图形识别、音乐旋律、绘画内容的感受等都受右脑控制。右脑是人类创造性思维的发源地，有人甚至把右脑说成"创造的脑"、"感情的脑"、"艺术的脑"、"音乐的脑"。

美国全脑研究协会主席、康奈尔大学物理音乐双博士赫曼先生就是主张发展右脑神通的学者。他认为，对每一个人来说，左脑和右脑并不是"势均力敌"的，由于遗传、环境、教育等因素，可能有某一侧脑占主导地位，另一侧处于从属地位。这样就决定了一个人的思想方法、思考习惯、兴趣和特长。由于传统的考试的方法、人事制度重视左脑智能，目前大多数理工科大学生、工程师、会计师、企业管理人员都是左脑主导型。这些人如果不注意发展自己的右脑智能，就会倾向于保守稳妥、缺乏想象力和创新精神。美国的一些著名跨国公司，包括通用电气、IBM、壳牌公司、固特异公司都有为经理人员举办发展右脑智能的研究学习班计划，希望右脑的神通能给企业带来更多的经济效益。可见开发右脑的重要性。

右脑优势的人的脑潜质特征有利于他们经验智慧与感觉智慧的相互协调与发展。他们在以下各方面将有一定的发展优势：直觉灵感突现、创造策划能力、规划整合能力、冒险应变能力、视听艺术能力、方位感知能力、交往沟通能力等。这种脑潜质有良好的创造思维及合作交流等能力相结合的优势特征。今后可以向技术型创业、艺术、教师、企划、社会工作者、营销等方面的学业发展。

右脑、双前脑优势型

"逻辑是证明的工具，直觉是发现的工具。"哲人的这句话，正好说明了双前脑区的不同特点。在发挥双前脑区的优势上，右脑主导型的人，有着突出的长处。创造智慧与感觉智慧的融会贯通，会有利地支持创造性思维的激活，从而促进双前脑区的协调。正像宝利来公司的创始人所说的那样："在任何领域内的重大进展，都是由那些思想解放的人推动实现的。他们的思路往往同周围的朋友和伙伴不同，尽管后者

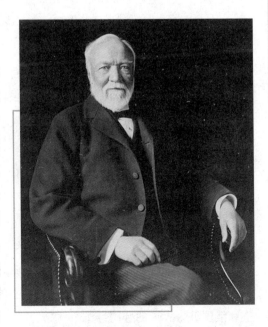

右脑、双前脑优势型代表人物卡内基

更有知识。"

美国钢铁大王安德鲁·卡内基，是个经营上颇有特色的人物。他的能力和成功是右脑创造思维的成功发挥，当然这里也包括他慎重的策划与判断。他是右脑、双前脑优势的典型代表。

19世纪中期，卡内基在匹斯堡一家公司当工程师。一次，他在车上与一位发明家相遇，交谈中他了解到这位发明家正在制作卧铺车厢的模型。这在当时是很少有人想到的。这一发明并没有引起铁路运输企业老总的关注。但卡内基看到模型后，立即感到它的前途无量。然而他不是头脑一热地建厂生产，而是四处举债购买该公司的股票。他的这一慧眼独具的运作方式使他每年有了可观的利润分红。南北战争爆发以后，卡内基立刻预感到美国铁路事业的崛起，创立钢铁厂大量生产铁轨。果然，随着南北战争的结束，西部开发的迅速扩展，铁轨需求立即膨胀，卡内基的企业马上进入了鼎盛时期，他也由此顺顺当当地成了亿万富翁。这一切应该源于他右脑、双前脑区潜质上的优势。

右脑、双前脑优势型的人首先属于右脑优势型，在此基础上，双前脑区相对于双后脑区有一定潜质优势。这种脑潜质特征有利于他们知识智慧、经验智慧与创造智慧的相互协调与发展。在以下各方面将有一定发展优势：直觉灵感突现、创造策划能力、规划整合能力、冒险应变能力、视听艺术能力、方位感知能力、推理判断能力、交往沟通能力等。他们双前脑区的双优特征，使他们具有较好的技术性与实验性思维协调发展的能力。今后可以向科学研究、技术型创业、金融经纪等方面发展。

右脑、双后脑优势型

显微镜的发现者安东·冯·列文虎克一生从来没有离开过德尔夫特市，但他的名字却漂洋过海，传遍世界。他通过自己的努力，从一个门卫成为一位杰出的科学家，被授予英国皇家学会外籍会员，并荣幸地得到英国女王和俄国彼得大帝的登门拜访。

列文虎克只上过不到10年的学，16岁就离开了学校，这只相当于我们现在的初中文化水平，但列文虎克有个特殊的癖好，就是喜欢琢磨小而精致的透镜。他亲自动手制作的透镜有的小到直径3毫米，却可以把物体毫不变形地放大200～300倍。他的这些高超的动手能力，充分地激发了他的经验型智慧，他一生一共制作了419枚透镜。

列文虎克的成功还源于他的创造性思维，别人看到一滴晶莹的雨滴，只会流露出对春天的赞美，列文虎克却想了解它是否真的是干净的。这一想法使他发现了雨滴里的万千世

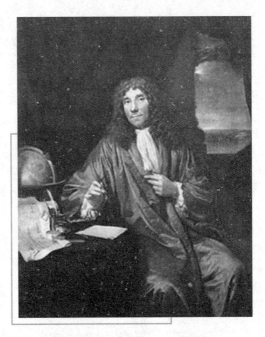

右脑、双后脑优势型代表人物列文虎克

界。细菌的发现，无疑是列文虎克最重要的发现之一。他对他自己的发现也表示了惊愕，他说："在一个口腔的牙垢里生活的动物，比整个荷兰王国的居民还要多。"

列文虎克16岁就失去了父亲，使他不得不年纪轻轻就挣钱糊口，但这却成就了他的经验智慧与感觉智慧的发展和协调。正如有人评价列文虎克的创造性贡献时说："他虽然不是第一个制造，也不是第一个使用显微镜的人，但他却第一个使人们懂得使用显微镜能做出什么事情来。他第一个成功地使用显微镜，从而建立了今天生物学所有领域的基础。如果没有用显微镜来研究细胞及其生命现象，那么今天的医学还停留在蒙昧时代。"

列文虎克高超的动手能力、创造性的思维能力及对科学成果不保守和合作精神，都印证了他右脑、双后脑优势的特征。他对科学成果的不保守和合作精神，可以用他赠送给英国皇家学会26台显微镜，使会员们能够亲自观察到细胞这一事实来加以诠释。

"世界上最不同寻常的，未开发的领域，是我们两耳之间的空间。人的

右脑型智慧

脑子本像一间空空的阁楼，应该有选择地搬些家具进去，只有傻瓜才会把他碰到的各种各样的破烂杂碎一古脑装进去。"侦探小说大师柯南道尔对大脑的探查也相当准确。列文虎克的经历就是这样。他虽然没有完成正规的学业，但他充分发挥了自己的潜能优势，从而成就了事业。

像列文虎克这样右脑、双后脑优势型的人的大脑有利于他们创造智慧、经验智慧与感觉智慧的相互协调与发展，在以下各方面将有一定的发展优势：直觉灵感突现、创造策划能力、规划整合能力、冒险应变能力、视听艺术能力、方位感知能力、交往沟通能力等。大脑的双后脑优势使他们有较好的技术性与实验性思维相结合的能力特征，今后可以向艺术、技术型创业与发明、金融经纪等方面发展。

右脑、左前右后脑优势型

我们都熟知"曹冲称象"的故事。说曹冲从小就极其聪明。在他 7 岁那年，有人把一头大象作为贡品献给了曹操。曹操非常高兴并得意地向众人炫耀这头大象，大家自然称赞不已，可偏偏有位大臣给曹操提了个难题，他想知道这庞然大物有多重。在今天看来，要称大象的重量是件轻而易举的事情，可是当时科学方法还十分落后，没有什么办法能一下就称出如此重的东西。众谋士这时纷纷献策，有的说打造一杆巨型的秤，有的说干脆把大象杀了割成一块一块后再称。这些提议都不能让曹操满意。这时年纪轻轻的

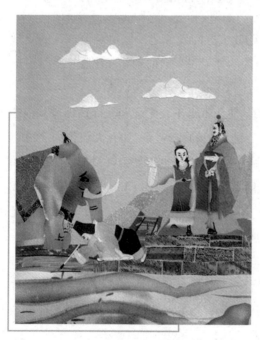

曹冲称象

曹冲却有了主意。他先让卫士把大象赶到一条小船上，量出船的吃水线并做了记号，等大象上岸后，再往船上装石块直到小船有相同的吃水量为止。最后，曹冲让卫士称出所有石块的重量，相加起来就知道大象的重量了。

曹冲的这一颇有创意的想法在今天看来都让人称道。这一想法不仅需要创造性的思维支持和方位感知能力的发挥，还需要群体的合作精神，然而这还不够，曹冲不俗的分析、判断能力也起了很大的作用。"曹冲称象"不能不让我们联想到小小年纪的他，在知识智慧、创造智慧、感觉智慧的发挥上如此的协调，这是典型的右脑、左前右后脑优势特征。

爱因斯坦曾经说过："我思考问题时不使用语言，而是用生动有形的形象去进行，当这些形象形成一个完整的整体时，我再努力去表达它。"爱因斯坦的这句话，正好解释了曹冲的思维过程。右脑形象思维的创造性发挥和左脑慎重的分析和判断造就了曹冲这段"称象"佳话。

曹冲类右脑、左前右后脑优势型的人的脑潜质特征有利于他们知识智慧、创造智慧与感觉智慧的相互协调与发展。在直觉判断、形象思维及空间感知等能力上应有较好表现。在以下各方面将有一定的发展优势：直觉灵感突现、创造策划能力、规划整合能力、冒险应变能力、视听艺术能力、方位感知能力、交往沟通能力、逻辑思维与形象思维的协调等。大脑出现的左前右后优势还使他们有较好的独立思考、实事求是和人际协调交流相结合的特质。今后可以向工程师、文秘、社会学者、听觉艺术等方面发展。

右脑、右前左后脑优势型

西方的科学史上有一次著名的探险航行——"贝格尔号"探险。在这艘船上有一位船员，被认为是"既没有才智，又缺乏精力，是决然成不了科学家的查尔斯·达尔文"。然而就在这次探险28年之后，这次航行却因他而闻名于世。那次航行的时候，他22岁。

这位22岁还不会与人交往的达尔文出身于书香门第、科学世家，达尔

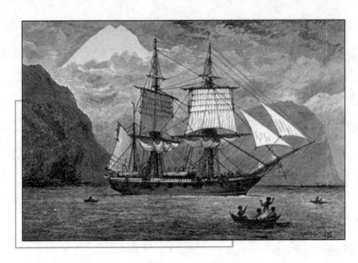

"贝格尔号"考察船

文家族连续 5 代是英国皇家科学家协会有影响的会员。他祖父和父亲都是医生。但就是在这样的家庭中成长起来的达尔文在老师的眼里却是个成绩不好、智力不高、不求上进，甚至不可救药的孩子。

上中学的时候，校长对达尔文的父亲说："您的孩子不用心学习拉丁文和希腊文，经常不上课，尽在外面捉虫逮鸟，听说还在您的花园里搞了一个什么实验室……"为此，达尔文不得不退学回家。

达尔文从小热爱大自然，总有些新奇的想法。他喜欢搜集和研究各式各样的小石子、钱币、贝壳、花草和虫子。一个新奇的小昆虫的发现，经常使他产生无穷的遐想：来源于兴趣的灵感和直觉使达尔文在那个"神创论"盛行的时代，走上了物种进化论的冒险探究之路。

"贝格尔号"巡洋舰，穿过大西洋到达南美洲，然后横渡太平洋、印度洋，经过许多岛屿，绕过非洲好望角，又返回巴西海岸，1836 年回到英国，历时 5 年之久。每到一处，达尔文就独自上岸，搜集标本，细心考察，并向当地土著请教。当旅行归来的时候，他已经带回了一个独创性的科学结论：植物和动物的种不是固定的，而是变化的。达尔文曾说："贝格尔舰的航行，在我的一生中，是极重要的一件事，它决定了我的整个事业。"

其实，物种一直在变化，探险家也一直在探究着未知的领域，为什么只有达尔文发现了物种进化的真谛呢？一个早年"不学无术"的孩子，为什么终于取得了如此辉煌的成就呢？科幻作家瓦格纳曾经说过："创造力实际上就是把头脑中那些被认为毫无关系的情报、信息联系起来的能力。"而这种能力，无疑要靠右脑的创造智慧和形象思维能力的作用力。达尔文恰恰具有了这种潜质，加上他与生俱来的对动植物的爱好、身体力行的科学态度及不因循守旧的科学探索精神，他的成就也就是必然的了。

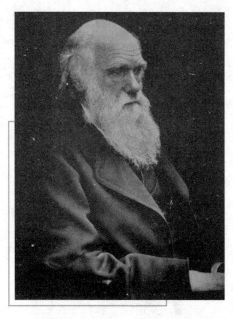

右前左后脑优势型代表人物达尔文

右脑、右前左后脑优势的人群的脑潜质特征有利于他们创造智慧、经验智慧与感觉智慧的相互协调与发展。在以下各方面将有一定的发展优势：直觉灵感突现、创造策划能力、规划整合能力、冒险应变能力、视听艺术能力、方位感知能力、交往沟通能力等；他们的脑潜质特征使他们具有稳健求实、细致工作和勇于进取、开创性强相结合的能力，今后可以向教练员、经理人、企划、程序设计、艺术等方面发展。

右脑、双前脑、左前右后脑优势型

右脑、双前脑、左前右后脑优势型人群的潜质特征，与右脑、左前右后脑优势型人群的潜质特征基本相同，不同之处在于，他们的双前脑较之双后脑有较好的潜质表现，而右脑、左前右后脑优势型的人在这一点上表现则比较均衡。

右脑、双前脑、左前右后脑优势人的脑潜质特征有利于他们知识智慧、创造智慧与感觉智慧的相互协调与发展。在知识积累、形象思维及空间感知等能力上有较好表现。在以下各方面将有一定的发展优势：直觉灵感突现、创造策划能力、规划整合能力、冒险应变能力、方位感知能力、交往沟通能力等。这种脑潜质特征还使他们有良好技术性与实验性思维相结合的能力，并且具有独立思考、实事求是和人际协调交流相结合的特质。今后可以向科学研究、技术型创业、金融经纪、策略规划、工程师、文秘、社会学者、艺术等方面发展。

右脑、双后脑、右前左后脑优势型

右脑、双后脑、右前左后脑优势型的人的潜质特征与右脑、右前左后脑优势型人的潜质特征基本相同，不同之处在于他们的双后脑较之双前脑有较好的潜质表现。而右脑、右前左后脑优势的人在这一点上表现则比较均衡。

右脑、双后脑、右前左后脑优势型人的脑潜质特征有利于他们创造智慧、经验智慧与感觉智慧的相互协调与发展。在直觉判断、形象思维及空间感知、稳健严谨等能力上应有较好表现。在以下各方面将有一定的发展优势：直觉灵感突现、视听艺术能力、方位感知能力、交往沟通能力等。今后可以向教师、行销、医护、教练员、经理人、企划、程序设计、艺术等方面发展。

全脑型智慧

全脑优势型

提起西方美术史，人们很难忘却《最后的晚餐》、《蒙娜丽莎》这两幅名作。它们的作者就是意大利文艺复兴时代的大画家达·芬奇。但很少有人知道，他还是一位颇有成就的科学家。

达·芬奇 1452 年生于意大利佛罗伦萨郊区的芬奇镇，他的父亲是位律师，母亲是位农妇。达·芬奇 15 岁时来到佛罗伦萨学习画技，1472 年加入画家行会。1475 年左右，达·芬奇的个人风格已趋成熟，创作了《受胎告知》、《吉内夫拉·德本奇像》等画作。1481年他画的《博士来拜》虽未完成，却是有划时代创新性的名作，表明他的艺术追求与造诣已突破 15 世纪的水平，显示了盛期文艺复兴美术的特点。此后他来到米兰，一边

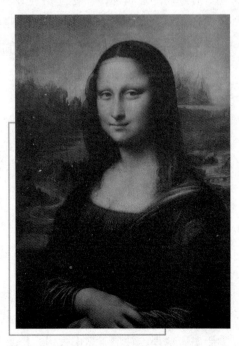

达·芬奇油画传世名作《蒙娜丽莎》

作画，一边从事科学活动，在此期间，他创作了著名的《岩间圣母》和《最后的晚餐》。1500年达·芬奇漫游曼图亚、威尼斯等地，并于1506年回归故乡，创作了《圣母与圣安娜》、《蒙娜丽莎》等传世名画。1516年达·芬奇离开意大利去了法国，直到1519年去世。

达·芬奇晚年极少作画，潜心于科学研究。他留下了大量的笔记手稿及草图。他一生完成作品不多，但件件皆属不朽名作。他的作品自始至终具有鲜明的个人风格，并善于使艺术创作与科学探讨结合起来，在世界美术史上独辟蹊径。他的笔记中涉及科学研究的范围更是广阔，从物理、数学到生理解剖，几乎无所不包。他的技术发明也遍及民用、军事、工程、机械等各方面。恩格斯曾评价达·芬奇："不仅是大画家，而且是大数学家、力学家、工程师，他在物理学的各种不同门类中都有重要的发现。"

从恩格斯的话中，我们不难看出，达·芬奇既有突出的形象思维能力，还具有严谨的逻辑思维。达·芬奇认为，画家必须师法自然，但又不能简单地抄袭自然，应以理性掌握自然规律，致力于创造美的典型。他认为，知识源于感觉，他强调绘画与科学的联系，认为绘画本身就是一门科学。达·芬奇的经历、造诣及留给后人的丰富艺术与科学遗产，烙印着他全脑优势的潜质特征。

全脑优势型人的脑潜质特征有利于他们的知识智慧、创造智慧、经验智慧和感觉智慧的协调发展与发挥，他们各脑区处于均衡发展态势。这种脑潜质反映了他们各脑区有明显的协调优势。今后可以向综合性工作、翻译工作、行销工作等方面发展，最好结合个人喜好进行综合考虑。

全脑、双前脑优势型

徐霞客被称为明代伟大的地理学家、旅行家。他自幼博览群书，学问渊博。早年的他就已经厌倦了科举考试，从此淡泊功名，不求仕进。他酷爱历史、地理，钟情于名山大川。1608年他不到20岁就开始了有计划的旅游，直到55岁。徐霞客东游普陀，南涉闽粤，西南达云贵边陲。他不避风雨，不惧虎狼，不计程期，不求伴侣。他的足迹遍及今江苏、浙江、安徽、福建、广东、广西、江西、河南、陕西、山东、山西、河北、湖南、湖北、云南、贵州等16省区及北京、天津、上海等地。

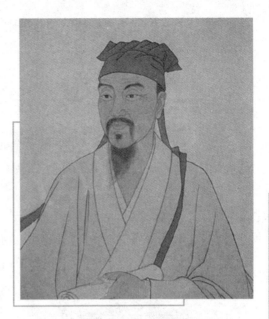

全脑、双前脑优势型代表人物徐霞客

徐霞客每到一处，对地貌、地质、水文、气候、植物等科学问题，都做了深入而细致的考察，以科学态度和惊人的毅力以及敏锐的观察和生动入微的文笔，逐日写成考察日记。这就是经后人整理、辑录的《徐霞客游记》。这部书既是科学著作，又是名副其实的文学作品，被后人誉为"世界真文字、大文字、奇文字"。

徐霞客严谨的治学精神有赖于他知识智慧的帮助。他从小就博览群书，锻炼了他的逻辑思维能力；他敢于冒险，饱览名山大川，成就了他创造智慧的能力；他左、右脑都得到了充分的激活与发挥。他几十年如一日的旅行笔记无疑是他双前脑区得到充分合作的成果。《徐霞客游记》之所以既是科学著作，又是文学游记也正因为此。全脑、双前脑优势型的特征在徐霞客身上得到了充分的体现。

日本著名学者春山茂雄曾说过这样一句话："人的脑和其他生物的脑最主要的差异是右脑和左脑各司其职。"而对于"徐霞客"们的脑来说，他们的左、右脑，特别是他们的双前脑区有着相当的协调性。

全脑、双前脑区优势型人的脑潜质特征有利于他们知识智慧、创造智慧的相互协调与发展。他们在以下各方面将有一定的发展优势：听说读写能力、运算分析能力、推理判断能力、直觉灵感突现、创造策划能力、规划整合能力、冒险应变能力、艺术表现能力等。这种脑潜质还使他们具有良好的技术性与实验性思维相结合的优势特征。今后可以向科学研究、技术型创业、金融经纪等方面发展。

全脑、双后脑优势型

全脑、双后脑优势型的人才，就是全面发展的样板。他们的知识智慧、创造智慧均衡发展，经验智慧和感觉智慧的各种能力又得到了充分的发挥。我国唐代大诗人白居易就是代表。

白居易自幼聪慧，五六岁就开始学诗，9岁已经熟悉声韵，十几岁时就写出了《赋得古原草送别》，29岁进仕及第。白居易诗文并举，一生留下像《长恨歌》、《琵琶行》等很多传世名篇。白居易对诗歌的贡献，还在于他有鲜明的诗歌理论，这充分表现了他知识智慧、创造智慧的协调发展，他是个全方位发展的诗人。

白居易诗的最大特点是平易近人，他主张写诗要词句质朴、不加文饰。这和他广泛接触社会大众有着极深的关系。传说白居易写好诗后，曾经拿到外面给普通百姓朗诵，看看他们是否能够听懂。这一方面反映了他的"语不通俗死不休"的文风，另一方面则恰恰证明了他的人际交往长处。他不管为官还是赋闲，始终关心黎民百姓的疾苦，甚至还出资修桥，方便百姓出行。他还倡导推行"新乐府运动"，和元稹、李商隐等建立了很好的"诗友"关系，史称"元白"，突出地表

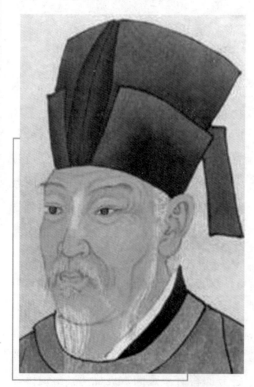

全脑、双后脑优势型代表人物白居易

现了他双后脑优势的特征。

一个人要想成功成材，成就伟大的事业，就要有远大的理想，有志气，有正确的价值观，有才华和能力。全脑、双后脑优势型的人，基本具备了这些特质。

全脑、双后脑优势型人的脑潜质特征有利于他们经验智慧、感觉智慧的相互协调发展。在以下各方面将有一定的发展优势：形象及逻辑思维的相互协调、直觉灵感突现、创造策划能力、规划整合能力、冒险应变能力、艺术表现能力、方位感知能力、细致工作能力、交往沟通能力等。他们的脑潜质还有稳健严谨、人际协调性强的优势特征。今后可以向教师、行销、医护等方面发展。

全脑、左前右后脑优势型

爱因斯坦，是继牛顿以后划时代的物理学家。人们在评价他的时候是这样说的："一位20世纪改变了世界面目、更换了人类脑筋的科学家。"

1905年，当26岁的爱因斯坦还是瑞士联邦专利局一个小职员的时候，就利用业余时间，在物理学3个不同领域里同时获得了惊人的突破。

第一个突破是把普朗克的量子概念加以发展，提出光量子的概念，因此圆满解释了光电效应，从而使物理学史上长达百年的光的波动性与微粒性之争，画上了圆满的句号。他

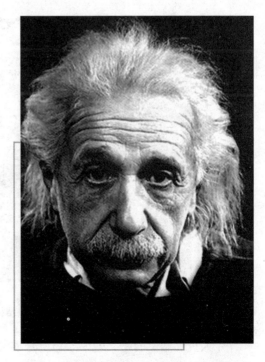

全脑、左前右后脑优势型代表人物爱因斯坦

因此成果获得了 1921 年度的诺贝尔物理学奖。

第二个重大突破是用统计学与力学相结合的方法研究布朗运动，他在这方面的研究成果给原子论以强有力的支持。现代物理学之所以"现代"，是因为它有两根坚实的支柱：一是量子力学，它使人类的认识由宏观世界深入到微观世界；二是相对论，它使人类认识由低速运动进入高速运动领域。19 世纪末 20 世纪初，正是旧的物理学体系崩溃、新的物理学大厦的根基建立的变革时期。爱因斯坦，这位应势而生的"天才"，以他的光电效应理论和布朗运动理论，给量子学这根"支柱"的建立做出了奠基性贡献。

第三个重大突破是他的狭义相对论，这是爱因斯坦对人类最为重要的贡献。它从本质上改变了牛顿力学的时空观，揭示了作为物质存在形式的空间和时间可以统一成一个四维时空的真理，揭示了力学运动和电磁运动在运动学上的统一性。爱因斯坦的这一理论，为 20 世纪 40 年代开始的原子能利用，奠定了坚实的物理基础。

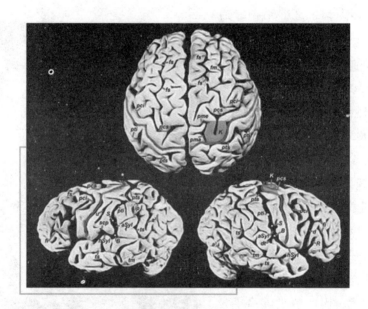

爱因斯坦大脑结构图

令人更加敬佩的是，爱因斯坦的这些辉煌成就全是利用业余时间完成的。这在科学史上也是没有先例的。

爱因斯坦的成功，得益于他早期适宜的智力开发、强烈的求知欲和终生的勤奋学习。爱因斯坦在叔叔的开导下，15 岁就学完了解析几何、微积分，16 岁就注意到运动体光学的问题，显露出数学、物理学天才的潜质。爱因斯坦对数学的明显偏好，使他不得不中途退学，也正是由于对数学的偏好，他不久又考入了只考一门数学的苏黎世大学电气工程系。然而，在这所大学里，爱因斯坦对理论物理的兴趣还是超过了对电气工程学的兴趣。

爱因斯坦勤奋的治学和以大无畏精神在自然科学方面的不断创新，无疑是他知识智慧与创造智慧的集中体现。他是全脑优势型人才的杰出代表。

爱因斯坦的成功，还来源于他坦诚、虚心和合作的精神。他和教师、朋友都保持着极深的友谊。爱因斯坦的老朋友、数学家格罗斯曼就曾为了帮助爱因斯坦解决一个难题，起早贪黑地查阅资料，最终找到一种最有希望帮助爱因斯坦解决难题的数学方法。而爱因斯坦则像小学生一样认真听格罗斯曼的讲解。最后，在老朋友的帮助下，爱因斯坦叩开了"引力之谜"的大门。爱因斯坦的另一位好友，美国物理学家米里根的一段话最能表现爱因斯坦在这方面的品质。他说："让人感到高兴的是，爱因斯坦在科学上的诚实态度，他心灵的伟大；假如他发现自己的观点不适应新情况，他能立即接受新的观点。"

爱因斯坦人际交往、团结合作能力的优秀还充分地表现在他极强的正义感上。1939 年，当爱因斯坦从朋友处听说德国正准备做原子弹实验时，立即写信给美国总统罗斯福，要他警惕纳粹德国制造原子弹的可能性。此信促成了美国的曼哈顿计划，从而制成了美国第一件原子武器。但当原子弹在广岛和长崎爆炸后，爱因斯坦又表示了极大的遗憾。

为此，第二次世界大战结束后，他亲自向来看他的日本物理学家汤川香树流着泪道歉。一个自然科学家，对人类的社会问题和人类生命如此关注，在历史上也是少有的。爱因斯坦左前右后脑优势的潜质因此清晰可见。

像爱因斯坦这样全脑、左前右后脑优势型的人的脑潜质特征有利于他们知识智慧、创造智慧、感觉智慧的相互协调与发展。在知识积累、形象思维、直觉判断及空间感知等能力上会有较好表现。在以下各方面将有一定的发展优势：直觉灵感突现、创造策划能力、规划整合能力、冒险应变能力、艺术表现能力、方位感知能力、交往沟通能力等。他们的脑潜质还有独立思考、实事求是和人际协调交往相结合的特质。今后可以向工程师、文秘、社会学者、艺术等方面发展。

全脑、双前脑、左前右后脑优势型

说起发明创造，大概没有人不会提及美国的大发明家托马斯·爱迪生。他一生中的创造发明多得让人难以置信。像我们熟知的留声机、白炽灯、电车、幻灯、电影等都是他的发明。

童年时代的爱迪生好奇心极强，对一切事物总要追根究底，不弄明白不罢休。他5岁的时候，就在家里的仓库一本正经地孵小鸡，以至于家长以为他走失了。

爱迪生创造智慧的卓著，与他勤奋好学有着天然的关系，他对知识的探究精神令人无不佩服，在他发明电灯的过程中，为了解决电力照明

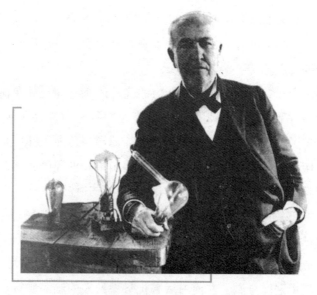

前脑、左前右后脑优势型代表人物爱迪生

的实用化问题，他阅读了大量相关的图书资料，光笔记就记了 4 万多页。所以我们说，爱迪生知识智慧与创造智慧的双前脑区潜能得到长足的发挥。

爱迪生还有着助人为乐的良好作风。一次，他挺身而出救了车站站长的儿子，并和站长建立了良好的人际关系。站长毫无保留地教给了他渴望已久的发电报技术，4 个月后爱迪生就掌握了发电报的全部知识，成为铁路上一名技术精湛的技术员。他的这份工作，使他一面可以踏踏实实地工作，一面可以专心致志地搞发明、搞革新，为他以后的专业发明之路做好了充分的准备。这一经历充分证明了他左前右后脑区协调发展的潜质。

爱迪生的成功，是他全脑、双前脑、左前右后脑优势充分发挥的结果。智力因素与非智力因素的协调发展，对于形成正确的人生追求、完备的知识基础、优秀的思维品质、健康的生活方式、和谐的人际关系，起着决定性的作用。

全脑、双前脑、左前右后脑优势型人的脑潜质特征有利于他们知识智慧、创造智慧与经验智慧的相互协调与发展，他们在知识积累、形象思维及空间感知等能力上应有较好表现。在以下各方面将有一定的发展优势：逻辑与形象思维的协调能力、判断能力、语言表达能力、创造策划能力、规划整合能力、冒险应变能力、视觉艺术能力、方位感知能力、交往沟通能力等。他们的这种脑潜质有良好的技术性与实验性思维相结合的优势特征，今后可以向科学研究、技术型创业、金融经纪、工程师、文秘、社会学者、艺术等方面发展。

全脑、双前脑、右前左后脑优势型

东汉时期名医华佗不仅医术高超，还是个发明家。他发明了全身麻醉的药物"麻沸散"，还设计了最早的体操"五禽戏"。华佗精于方药，兼通数经，医疗涉及面很广，是个典型的知识智慧与创造智慧突出的"奇郎中"。他外科手术的高超技法是他经验智慧能力的集中表现。华佗就是个全脑、双前脑、右前左后脑优势型人才。

这类人才都有极强的求知欲望，不因循守旧的创新精神和细致工作的动手能力。全脑、双前脑、右前左后脑优势型的人的脑潜质特征有利于他们知识智慧、创造智慧与经验智慧的相互协调与发展。在知识积累、形象思维及空间感知等能力上应有较好表现。他们在以下各方面将有一定的发展优势：直觉灵感突现，创造策划能力、规划整合能力、冒险应变能力、听觉艺术能力、细致工作能力等。他们的脑潜质有良好的技术性与实验性思维相结合的优势特征。今后可以向工程师、文秘、社会学者、艺术、技术型创业等方面发展。

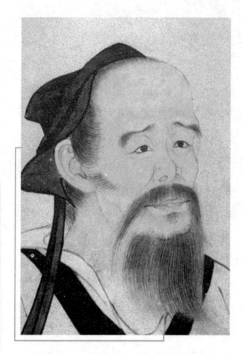

双前脑、右前左后脑优势型代表人物华佗

认识人类的大脑

全脑、双后脑、左前右后脑优势型

全脑、双后脑、左前右后脑优势型的人和全脑、双前脑、左前右后脑优势型的人的潜质表现基本一致。只是前者的双后脑区潜质表现更突出。

这类人群的脑潜质特征有利于他们知识智慧、经验智慧与感觉智慧的相互协调与发展；在知识积累、抽象思维和人际交往等能力上应有较好表现。在以下各方面将有一定的发展优势：听说读写能力、运算分析能力、推理判断能力、空间感知能力等。他们的脑潜质还有稳健严谨、独立思考、实事求是和人际协调交流相结合的特质。今后可以向教师、行销、医护、工程师、文秘、社会学者、听觉艺术等方面发展。

全脑、双后脑、右前左后脑优势型

　　全脑、双后脑、右前左后脑优势型人和全脑、双前脑、右前左后脑优势型人的潜质表现基本一致，只是前者的双后脑区潜质表现更突出。

　　这类人群的脑质特征有利于他们知识智慧、创造智慧与经验智慧的相互协调与发展。在形象思维及组织管理等能力上应有较好表现。在以下各方面将有一定的发展优势：直觉灵感突现、创造策划能力、规划整合能力、冒险应变能力、艺术表现能力、方位感知能力、交往沟通能力等。他们的脑潜质有良好的技术性与实验性思维相结合的特质，并且具有稳健求实、细致工作和勇于进取、开创性强相结合的特质。今后可以向教练员、经理人、企划、程序设计、艺术、技术型创业等方面发展。

全脑型智慧

移植智慧

"拷贝"知识

《聊斋志异》中有这样一段故事：读书人朱尔旦天生愚笨，学习成绩很糟，几次参加科考都未及第。后来，他结识了一位主管人间生死的陆判官，请求帮忙。陆判宫施展法术，从死人身上选了一颗"慧心"，调换给了朱尔旦。从此朱尔旦变得非常聪明，读书过目不忘，下笔神思飞扬，不久就考中了举人。这个故事虽说是蒲松龄先生编造的，但现代科学不仅有可能用生物工程方法把知识"拷贝"到大脑里，使一个知识不多的人很快获得很高的学识，而且有可能将人的智慧从一个人的身上搬到另一个人的身上，使后者拥有前者的记忆。

现代医学研究已证实，组成大脑的基本单位是神经元，其数目约有1000亿个。外部信息的输入、输出与处理均是通过神经元的传递来完成的。科学研究发现，外部信息经过眼、耳、鼻、舌、身及第六感官，通过传入神经纤维，变成具有生物电特性的传入信息，传入中枢神经系统，其中那些具有特征的或是人们主观认为重要的内容，经过一系列复杂而高速的处理，留下"记忆痕"，并贮存在大脑相应区域。在需要时或有条件刺激时就会重现其内容。

科学家认为，既然大脑记忆的存贮和释放都是建立在物质基础上的，我们就能感知这种物质并利用它。经过深入的研究，科学家已经设计了两种"拷贝"知识的模式："充电式"和"磁化式"。

"充电式"就是从体表或某一部位记录下一个人全部脑电活动的综合状态，利用特殊的设备，输入到另一个人的大脑里去，就像给电池充电一样，因而接受者也具有了与母体一样的脑电活动。

"磁化式"是建立在电传递同时必然伴有磁场变化的基础上的，用特制的磁场感应计，从体外或体表记录下一个人脑磁变化的综合状态，再通过特定方式，使另一个人的脑细胞"磁化"，就像用磁体使本来没有带磁的磁性材料磁化一样，因而接受者也具有了与母体一样的脑磁活动。

通过上述方式处理过的大脑，就获得了与母体一样或基本一样的脑内容，具有了相同或相似的知识、智能。这无疑为人们获取知识展示了一条捷径。

"移植"记忆

科学家们指出，随着科学的发展，把一个人的记忆"移植"到另一个人的大脑里，已经不是太遥远的事情了。

早在20世纪60年代，美国心理学家麦康纳尔就用涡虫做过记忆移植的实验。他用一束光去照射一群涡虫，同时用电流刺激它们。时间久了，这群涡虫就形成了一种条件反射，一看到光束，即使没有电流也会马上避开。麦康纳尔把这些涡虫碾成了浆液，用来喂没有训练过的涡虫。奇迹发生了，没有经过训练的涡虫看到光束也马上避开了。这个实验说明：动物的记忆可能存在于某种物质之中，因而可以从一个个体移植给另一个个体。

1978年，联邦德国有位生物学家叫马田，他做了一个有趣的实验，来证实麦康纳尔的结论。马田选择了两只健康的蜜蜂，对其中的一只做专门训练，每天让它在一个固定的时刻从蜂房里飞到另一个蜂房去寻找一碗糖蜜。时间久了，这只蜜蜂就养成了每天在固定的时间做一次这种飞行的习惯。马田从被训练过的蜜蜂的神经组织里取出某些物质，移植到未训练过的蜜蜂的神经组织里。奇迹出现了，未训练过的蜜蜂的伤口长好后，居然像训练过的蜜蜂一样，每天到了固定时间，就毫不迟疑地飞到放着糖蜜的那个蜂房里去。

马田的"换脑术"轰动了欧洲，那些持怀疑态度的人也不得不相信，记忆是完全可以移植的。

美国的神经化学家瓦加尔，曾从大鼠的脑中分离出了3种记忆物质，它们是黑暗恐惧素、噪声忍受素、蓝绿色辨别素。把这3种物质中的一种注入大鼠的脑中，大鼠就能增加对某一方面的感受能力。荷兰化学家戴维德从大鼠脑中分离出另外一种记忆物质，把这种物质注射到大鼠的脑中，大鼠的记忆力就显著提高。

到目前为止，从高等动物中分离出来的记忆物质还不是很多。经分析发现，这些记忆物质都是由某种特殊的蛋白质组成的，因为构成的形式不一样，性质也就大不一样。

瓦加尔进一步预言：记忆也像动物的遗传那样，是通过一种密码来实现的，一切动物的记忆密码都相同。

既然记忆的化学本质是蛋白质，那么记忆蛋白能否应用于人类呢？为此比利时科学家进行了大胆的实验：他们用加压素喷撒一位因车祸昏迷不醒的青年的鼻子，一天后这位青年记起了一些车祸的情况，一星期后就恢复了记忆。以后他们发现加压素不仅能恢复病人的记忆，而且能提高记忆力、识别力和注意力。

记忆移植的研究正在逐步深入，一旦获得成功，《聊斋志异》中的神话将变成现实，科学技术和社会生活将发生新的飞跃。假如有一个伟大的科学家即将离世，只要把他大脑中的记忆物质取出来，移植到一些年轻科学家的头脑里，他的工作就可以有人接替了。

★大脑潜能开发

大脑潜能开发的意义

脑是一个细胞王国，每一个活着的细胞都进行生物电活动，都是一台小小的发电机，如果把这些电活动统统收集起来，足可点燃一只 8 瓦灯泡，它是生命永未停歇的航标灯。

人类对大脑的研究，已经有了 2500 多年的历史，特别是最近的几十年，脑科学研究已经取得了明显进展，但还存在许多需要探索的区域。

人之所以有别于其他物种，成为万物之灵，就是因为人类有极其复杂的大脑，它是千百万年进化的结晶。

在过去的 6 亿年中，生物体通过进化产生出由大量神经元相互联结而形成的神经网络，解决了在不断变化的复杂环境中人脑处理各种复杂信息的问题。尤其是人的高级认知功能的高度发展，使得人类成为万物之首，具备了主宰世界的能力。

大脑是生物体内结构和功能最复杂的组织，是接受外界信号、产生感觉、形成意识、进行逻辑思维、发出指令、产生行为的指挥部，它掌管着人类每天的语言、思维、感觉、情绪、运动等高级活动。人脑也是极为精巧和完善的信息处理系统，是人体内外环境信息获得、存储、处理、加工和整合的中枢。

大脑和身体其他部分是一个整体，大脑有病会引起其他的身心疾病；

反之，身体其他部分也会通过激素影响到大脑。大脑有1000亿个脑细胞，每个神经细胞又同其他的神经细胞建立有1000种联系。大脑在形成的过程中产生的神经细胞数量会超过需要的数量。每个神经细胞都有自己的位置并同其他神经细胞建立联系。这种复杂的机制是每个人的单一性和不可"复制"性的保证。

未来人类的最大资源就是人脑，如何开发大脑，发展潜能，是每个人生存的课题。

当我们每一次打开冰箱，看着剩下的食物并考虑如何将它们"搭配"出一顿饭的时候，我们所进行的就是一种智慧的行为方式。这是我们人类独有的创造性。这种利用现有的东西相互组合并不断创造出些新鲜玩意儿的能力，正是智慧最重要的标志。据科学家研究，只有那些其大脑中神经元非常有效地相互连接的人，才可能是真正的智者。

美国神经生理学家和著名的专业书籍作者威廉·H. 卡尔文彻底地研究了人类的精神活动，提出了"创造性智慧"的概念。从事智慧与创造性研究的教育学教授霍华德·加德纳，更是将这种"创造性智慧"精确地划分为4种形式，即创造性的技能、创造性的革新、创造性的自我反省以及创造性的施加影响。但这些深埋在大脑中的创造性思维如何才能被唤醒，而它们又是如何帮助解决问题，展现出智慧的灵光，却又不尽相同。某些人展现出的是大智慧，而另一些人则是小聪明。这些都有赖于我们对大脑潜能的不同开发。

到目前为止，人只用到脑部潜力的一小部分，这是人所共知的。西方著名心理学家奥托指出，一个人所发挥出来的能力，只占他全部能力的4%，就是说，人类还有96%的潜力没发挥出来。而世界上赫赫有名的控制论奠基人之一N. 维纳则说："我完全可以有把握地说，每个人——即使是做出了辉煌成就的人，在他的一生中，利用他自己的大脑潜能还不到百亿分之一。"一个经常动脑、勤于思考的人，他所使用的脑细胞也仅为大脑细胞的1%，可见人大脑的容量堪称一个"小宇宙"。

美国神经生理学家斯佩里曾证明：人的大脑左右半球的功能是不对称的。他发现：大脑两个半球间基本上是以不同的方式进行思维的，左脑倾向于用语言进行思维，右脑则倾向于以感觉形象进行直接思维，而只有左右两者结合起来才能产生创造性的思维。

美国科研人员最近提供的新证据表明，大脑的发展和生长过程可以延续到老年。

这一研究成果是美国加利福尼亚大学的科学家在进行了多次实验后取得的。其中一个有趣的实验是这样的：把 12 只年龄为 766 天（相当于人 75 岁年龄）的老鼠放进一个"丰富多彩"的特别环境里，让它们活到 904 天的年龄。这个特别环境是一个面积约为 0.28 平方米的笼子，里面给老鼠提供了包括迷宫、梯子和车轮等种类繁多的玩具。

12 只老鼠在这种有刺激性的环境里住了 138 天之后，皮质的厚度有所增加。这说明大脑神经细胞的尺度和活动力增大，脑神经细胞的轴突末端长得更长了，从而使得整个大脑的轴突末端的总面积得到扩大，能允许外界更多的信息，进入大脑；脑神经细胞的活动能力有所增加，扩大了记忆容量。12 只老鼠在这个"丰富多彩"环境的刺激下提高了智能，学会了怎样找到走出迷宫的道路。

科学家们认为，不论在什么年龄，人类的大脑神经细胞也能在参加各种动脑筋的活动环境（如猜谜等）中受到刺激，得到发展。两个脑半球如果能同时得到"训练"的话，整个大脑至少可以发挥 75% 的功能。有人把记忆力差归咎于脑子不灵或年纪大了，其实是自己懒于记忆，对脑的"训练"有所放松。脑力如同体质一样，只有通过"训练"才能增强，但又不像体质一样，会随着年龄的变化而衰退。

英国数学家和哲学家罗素兴趣极其广泛，钻研的领域较全面，使左右半脑得到了全面的"训练"。美国科学家爱因斯坦除了致力于科研之外，还有包括拉小提琴在内的许多爱好，使两个半脑的"训练"得到平衡，因此他们到了老年还能广闻博记，脑子相当好使。

要提高大脑的功能，必须学会科学用脑。人们在进行学习和记忆活动时，左半脑处于兴奋状态，而右半脑基本处于抑制状态，因此在每记忆了 20 ~ 40 分钟后，必须停下来用 5 ~ 10 分钟进行包括听音乐、呼吸新鲜空气或者浏览图书等方式的积极休息。这样用脑有两个好处：一是可以避免大脑皮层过多地接受同一刺激，能有规律性地在左右半脑中交替兴奋与抑制，

大脑潜能开发

保持记忆的弹性强度，因为同一刺激持续的时间太长，会使大脑皮层从兴奋转为抑制，影响学习效果；二是可以让大脑有 5 ~ 10 分钟时间对刚刚学习和记忆的东西进行"消化"，以利于再去吸收新的知识，记忆新的东西。

研究人员指出，要使学习获得最佳效果，科学的方法至关重要。一是要几种感觉器官同时并用。记忆对比实验表明，光靠耳朵所获得的记忆，3 小时后保持 70%，3 天后只剩下 10%；只靠眼睛看，3 小时后保持 72%，3 天后仅保留 20%；但采用眼睛和耳朵结合的视听方法，3 小时后能记住 85%，3 天后可保持 65%。记忆保持率的一般规律为，光凭口念，一段时间后只能记忆 10%；只靠耳听，过后仅能记住 20%；只用眼看，过后只能记住 30%；如果耳眼并用，能保持记忆的 50%；如果进一步耳眼口相结合，可保持记忆的 70%；倘若耳眼口手同时并举，记忆率能达 90%。二是要有劳有逸。一个人学习的最佳效果，一天大约可维持 5 个小时。掌握的原则是，当自己学习感到疲劳，或发现自己反复阅读理解相同内容而不能吸收时，就已经达到自己一天所学到东西的最大极限，应该适可而止。否则，就会造成大脑疲倦，结果什么也学不到。

大脑的九大潜能

任何一个平凡的人，都存在着巨大潜能。这潜能就像沉浸在海平面下的冰山，它的体积往往是水面上那部分的 5 倍、10 倍，甚至上百倍。人的潜在能力是大大超过人的显在能力的。最新的研究成果表明，人还有 9 种潜在能力有待开发。英国智力研究人员托尼·巴赞在他最近出版的《大脑第一》一书中提到，每个人都具备 9 个方面的潜能，通过训练，这些潜能是可以被开发的，这些潜能是：

1. 个人潜能。谁如果能够做到使自己的内心处于平和状态，那么他就可以比较充分地发挥个人的潜能。

2. 社会潜能。社会潜能同个人潜能相反，也可以理解为组织能力，或调动别人积极性的能力。

3. 创造潜能。创造性不只是可以画一幅画或者会使用一种工具。做一顿晚餐是创造，侍弄花园也是创造，考虑如何让足球队战胜对手也需要有创造性。

4. 精神潜能。一个拥有精神智慧的人，不会仅仅看到个人的和自己所在集体的利益。他不只是聪明，而且是明智的。个人的价值观给他以动力。

5. 身体潜能。躯体拥有自身的潜能。经常锻炼可以增强身体的潜能。为了使身体保持灵活，你可以经常跳舞或者练瑜伽，吃健康食品，并使运动成为习惯。

6. 感觉潜能。我们的鼻子有 500 万个嗅觉感受器，我们的眼睛可以辨别 800 万种色彩。应该尽可能把人体内潜在的 5 种丰富的感觉能力充分发挥出来。

7. 计算潜能。每个人都具备计算能力。这种能力需要被激发出来。好在所有数字都是 10 个数码演变来的。在使用计算机计算之前，你可以先用脑子计算。伟大的数学天才就是这样锻炼自己的能力的。

8. 空间潜能。空间潜能就是看地图、组合各种形式以及使自己的身体正确通过空间的能力。社会活动有助于一个人的空间潜能的发挥。

9. 文字表达潜能。许多人在书写时用 1000 个单词，在说话时用 1100 个单词，并懂得 5000 个单词的意思。如果你开始时掌握 1000 个单词，哪怕每天只增加一个新的单词，那么一年后你的文字表达能力就会提高 40%。

积极激发大脑的潜能

大脑的潜能和效用，通常遭人漠视，一直没有充分被利用和发挥。新加坡心理协会主席及少年法庭陪审顾问曾增博士，在谈论学习的方法和效果课题时强调，人脑的潜能是无限的，它所发挥的效用令人难以想象，如果要学习效果事半功倍，人们必须先懂得如何激发大脑的潜能和功能。要做到这一点，便要先了解大脑是如何运作的。他指出，人脑的结构和运作过程，共分为三大步骤：吸收、储存和应用。我们如果要推广创意，提高思考技巧，就必须要先懂得以及掌握最基本的来自大自然的力量——了解人脑操作的基本规律。曾增博士认为，如果学习是自发性的，而不是被动式的吸收，大脑潜能才能发挥。

很多人都相信天赋遗传的理论。但科学家最近才发现，人类大脑的实际构造是由出生后的经验而不是由遗传所决定的。幼儿的早期经验可极大地影响脑部复杂的神经网络结构。

美国科学家通过动物实验就发现，经常动脑可使脑细胞数目增加，智力水平提高。他们认为，大脑存有后备细胞。新的研究表明，动物大脑中的脑细胞数目是不确定的，在成年之前，动物大脑会储存一批特殊的脑细胞，如果经常动脑，这些细胞就会转化，进行智力活动，否则这些细胞就会死亡。

在《自然》杂志上，美国一研究小组发表的他们多年的研究结果显示，人脑直到青春期还在发展，"年轻人的行为决定了他们的智力情况"。美国加利福尼亚州的洛杉矶大学和加拿大的科学家，使用了磁共振扫描仪，对3～15岁的试验者进行了三维摄影，观察他们脑部的变化和发展。观测的时间从两周到4年。

科学家观察到，在人脑的某些部分，灰脑质的体积在一年内增大一倍，然后它们互相结为网络，与此同时，那些没有被使用过的灰脑质细胞就死亡或消退。正如一位参与研究的科学家说："令人惊奇的是，在人们本来认为人脑已经发展成熟的阶段，人脑还会做局部的结构改变。"

科学家发现，在3～6岁时，灰脑质主要在前脑部增多，这个区域与人的行为组织和计划能力以及精力的集中能力有关；而在6～12岁，则主要在后脑部增多，这个区域与人的感情和语言能力以及空间的判断力有关，这就是人过了12岁后学习语言感到困难的原因。

美国科学家现在的新发现告诉人们，一直到青春期大脑都在发展，而且确实是服从"用进废退"的原则，望子成龙的家庭和教育工作者，对此应该给予足够的注意。

人是万物之灵，人类生命现象的特殊性及因果关系的复杂，其秘密都在于我们的脑部结构。我们的思考习惯与模式往往限制自己的能量，而开发自己潜能的先决条件，就是突破自己的盲点。脑力和智慧逐渐开发，人的生命层次也逐渐往上攀升。

大脑的后天开发

智力的后天可塑性

美国哈佛大学教授霍华德·加德纳说："在绝大多数情况下，个人在社会中所处的地位更多的不是由智商决定的，而是由其他一些因素决定的。"先天的智力只起 20% 的作用，其他 80% 靠的是社会环境、个人努力、家庭影响等。

日本教育专家七田真教授相信，所有婴儿出生时都是天才，具有大自然所给予的不可思议的能力，只是在成长初期缺乏良好的环境把能力引发出来，以至资质消失。科学家最近才发现，人类大脑的实际构造是由出生后的经验而不是由遗传所决定。

出生第一个月的婴儿，其突触数量已增长了 20 倍，即 1000 多兆。但这些突触之

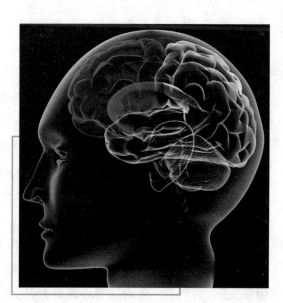

大脑智商区

间并没有太多的联系。这些联系有赖于生活经验，即幼儿从实际生活中接收的所有信号。经验似乎是通过强化突触产生作用的。正如我们长时间没有接触某些事物，对该事物的记忆就会淡忘。不经常使用的突触会在一种称为"剪枝"的过程中退化。

如果说人是一部机器，那么智力就是它的一个部件。所谓智力高低就是看这个部件运转是否良好。那么如何看待人的智力呢？从整体上看，一个人的智力伴随年龄的增长，越来越接近其亲生父母的智力水平。但是如果分析不同能力的发展，每个人的智力都会集中于他感兴趣或专注的领域。

不可否定，应该关注一个人学校教育的成绩和智商测试的分数，但决不能将这些作为判断其价值和潜力的唯一依据。关于一个人的智力，最终还是必须以其学习或工作及生活中的成就为判断的根据。所有少年天才的成功根源在于他们个人的天赋，同时也离不开大量的外部支持。通过研究这些成就非凡的孩子，我们发现，他们每个人都得到父母、其他家庭成员、老师及其他人的支持。任何人，不论他的天分有多高，都不可能独自修成正果。

日本东京大学名誉教授乙竹岩造博士说："人的脑力，是与遗传、环境、教育三大因素有关的。"

每个人都天生有一个用于学习的大脑。但需要多年的经验去观察、聆听、玩耍，与父母沟通，才能使大脑中控制语言、数学、音乐、逻辑和情感的数十亿复杂神经网络发展成熟。而父母（尤其是母亲）的智能以及精神状态会对孩子造成不同程度的影响。伦敦的一所精神病医院的研究人员德勃拉·夏普曾对伦敦某地区 250 名接受产前护理的孕妇进行产前产后心理状况的跟踪调查。结果发现，其中约有 30% 的人在一年内出现程度不同的精神忧郁症状。

4 年后，夏普给当初生下的那些孩子们作了认知能力和智商的评估，发现他们母亲的心理状况对他们的智力影响极大，尤其是男孩的智商较女孩明显偏低。在产后一年内这种表现最为突出。一旦过了这段时间，母亲精神抑郁虽仍影响着孩子智力的发展，但已没有多大性别差异了。

在孩子进入学龄期后，来自学校的报告说，老师们很容易就能从一群孩子中找出那些在分娩后一年内患有精神抑郁症的妇女生的男孩，因为"他们在课堂上往往落后于其他学生"。

有关专家认为，母亲产后精神抑郁之所以能影响孩子智商，是因为从出生到1岁左右是人的大脑发育的重要阶段。孩子在这段时间开始认识事物和环境、学习说话和走路，并培养早期的社交能力。而智力的健康发展需要宽松的环境，此时母亲若长期忧郁，就会在无形中给孩子造成压力，使孩子精神紧张，从而使智力不能得到充分开发。男孩子在此方面表现更为强烈，这说明男性在生命最初阶段所表现出的生命力较女性更加脆弱，对不良外界因素更加敏感。

美国底特律市韦恩州立大学儿科神经生物学家哈利·丘加尼教授利用正电子发射计算体层摄影技术对新生婴儿进行观察，发现婴儿脑部各个区域一个接一个活跃起来，好像停电后又来电的城市，一家接一家地亮起了灯。

根据丘加尼教授的观察，婴儿的脑部在婴儿离开母体后仍然不断成长——不仅像身体四肢、五脏一般长大，而且建立微观联系，这些联系负责感觉、学习和记忆等功能。简言之，婴儿出生时脑部已经拥有日后所需的一切功能，只是不知道如何运用而已。

加强退化网络的方法被称为刺激。刺激并非指父母让婴儿看识字卡，而是十分简单的事——配对袜子颜色或听童话故事。美国阿拉巴马州大学的克雷格·雷米进行了最全面的研究，他发现积木、珠子、藏猫儿等游戏和其他传统的方法会加强认知、肌肉和语言的发展。突触的形成和退化于不同的时间在大脑不同的区域发生。其发生次序与婴儿各种技能的掌握相吻合。

婴儿大约两个月时脑部肌肉皮层开始有突触形成。几乎在同一时期，婴儿的"惊吓"和"觅食"反射消失，开始掌握有意识的动作。3个月时，婴儿视觉皮层的突触形成达到最高峰，大脑开始微调视觉联系，使婴儿的眼睛可以聚焦在一个物体上。到8至9个月时，负责记忆的海马区域开始发挥全部功能，只有此时婴儿才会形成清晰的记忆，例如怎样移动推车。

丘加尼发现，在半岁至一岁期间，负责思考和逻辑的额前皮层形成突触的速度极快，所消耗的能量比成年人高出一倍。此一惊人的速度一直延续至儿童 10 岁时，语言研究显示了婴儿大脑"神经可塑性"的特征以及这种可塑性如何随年纪的增长而减退。

华盛顿州大学的帕特里夏·库尔曾研究了婴儿大脑中由音素（语言中的最小语音单位，例如"ee"或"1"）构成的"听觉图"。最初，听觉皮层的神经细胞就像未接到指示的工人一样候命待发。当新生儿听到一连串的英文，听觉皮层的另一组神经细胞就会对每一个音素产生反应。每组神经细胞只有在听到这一特定音素（例如"爸"或"妈"）时，才会产生反应。如果一个音与另一个音明显不同，负责记忆一个音的神经细胞就会与负责记忆另一个音的神经细胞相距很远。但如果两个音非常相似，两组神经细胞位置就会十分接近，婴儿就可能很难分辨这两个音素。

一周岁时，婴儿的听觉图已经形成，对于没有听过千万次的音素就无法辨认，因为没有神经细胞组负责对该音素做出反应。随着年龄的增长，学习新语言就会倍感困难，因为听觉皮层内可用于接受新音素的神经细胞越来越少。

芝加哥大学的杰内伦·胡滕洛切尔发现，父母对婴儿说话的数量多少与婴儿掌握的词汇量有密切的关系。20 个月时，话多的母亲的婴儿的词汇量比话少母亲的婴儿的词汇量平均多出 131 个；2 岁时，差距则会成倍增加，达到 295 个。胡滕洛切尔说："关键是儿童听到不同词汇的次数。"她发现复杂句子结构方面的情况也一样。如果母亲说话时使用 40% 的复合句，幼儿说话时会有 35% 是复合句；母亲说话时仅使用 10% 的复合句，幼儿使用复合句的机会就只有 5%。

情感支配智力

智商并不是一切。有一个词叫"情感智力"，情感智力源于我们的情感，同我们的大脑有着千丝万缕的关系。

流泪、恼怒、面色苍白或激动得面红耳赤，这些都是情感的表现。受情感的支配，人在有的时候可以圆睁双目，有的时候又可以喜上眉梢，有的时候又可以做出强烈的反应，大发雷霆，所有这些都是情感的表现。

这些情感出自于我们大脑的最深处，直到今天，我们才开始认识到情感在人的智力方面起到的重要作用。正像字典所下的定义一样："一个人所具有的能够适应一些新的环境，能够找到对付他所遇到的各种困难的解决办法的能力。"

情感在支配着智力。在这方面，情感所起的支配作用比大概数十年来人们所推崇的数理逻辑能力所起的支配作用要大。是的，情感是难以控制的，但并不是不能控制的，因为它是人类演化的结果。这是哈佛大学心理学博士丹尼尔·戈尔曼在他的一本名为《情感智商》的杰出著作中所作的说明。丹尼尔·戈尔曼在此书中给我们展示了情感世界的情况，并对人的这些内在特征与人的智力及与人是否能以最好的状态生存的能力相关的研究进行了概括。

1992 年，纽约大学的神经科专家约瑟夫·勒杜指出，人的情感发源于扁桃体。正是这些扁桃体早在新皮质即考虑问题的大脑做出反应之前就引发了人的瞬间反应，几乎是反射式的反应，这些扁桃体是通过一些神经细胞网与大脑连接在一起的。

几乎是同时，爱奥瓦大学神经系主任、脊髓灰质研究所的教授、《松果体的错误》一书的作者安东尼奥·达马西奥通过对 20 多位患有严重额叶前部皮层损伤的病人进行的研究，论证了这一新皮质所起的重要作用。达马西奥的病人对自己的情感既不能感觉，也不能控制。结果是尽管看上去完全正常，但他们的推理是错误的，他们所作的决定总是与他们自己的利益背道而驰。

从科学上得出的结论是：理智并不是抽象的东西，它是靠我们的情感维持的，而在这其中起指挥作用的是新皮质。情感的变化、情感的控制、情感的协调，靠的都是新皮质，是新皮质在对那些最剧烈的刺激、冲动进行控制，并赋予它某种意义。

当神经科医生正在实验室里忙着进行实验的时候，人工智能工程师则在就智能的构成进行研究。哈佛大学的霍华德·加德纳发表了他的多元智能理论。他认为，人体智能与空间智能、逻辑智能，或认识自我及他人的智能是接近的。推崇数理逻辑智能的时代已经过去了。加德纳说："在绝大多数情况下，个人在社会中所处的地位更多的不是由智商决定的，而是由其他一些因素决定的。"他说的是有道理的。

对哈佛大学的一些学生进行的研究证明，那些在考试中或在智商测试中成绩最好的学生的成功率并不比那些当时看上去并不那么突出的学生高。另一些研究人员说，在个人的成功中，这个著名的智力商数只起20%的作用。其他80%靠的是什么呢？靠的是社会环境、机遇，尤其是靠标准测试所没有考虑进去的那部分智力。

1990年，耶鲁大学的心理学家彼得·萨洛韦第一次提出了"情感智力"这个提法，他认为，情感智商对个人事业的发展与成功是必不可少的。他给情感智力下的定义是什么？这要从5个方面来看：

（1）能充分认识自己的情感，具有理解自我及心理直觉感知的基本能力。这正是精神分析学家所称之为的"专注的自我"。

（2）自身动机，这是一种使其情感专注的能力。

（3）控制自己的感情，这是使其感受力适应各种情况的能力。

（4）情感归向，或者叫对他人情感的感知，这种对他人的关注导致利他主义。

（5）搞好人际关系，具有与他人交往的才能，这是一种掌握好自己情感的特别的才能。

我们知道如何测试智商，但我们不知道如何测试情感商数，因为情感是无法用数字方法计算出来的。一项令人惊奇的实验证明，萨洛韦并不一定是没有道理的。在斯坦福大学的一所幼儿园里，心理学家沃尔特·米舍尔拿糖给一些4岁的孩子。这些孩子有了两种表现，这两种表现在心理上的差异是很明显的：一部分孩子显得比较固执、内向、多疑、嫉妒、敏感、容易生气、难以接触，另一部分孩子似乎显得比较自如，他们看上去比较自信、比较主动，对自己有信心，在学习上他们的表现要比他们的同伴好得多。同时，美国国家儿童中心进行的一项研究显示：孩子们学习成绩的好坏更多地取决于他们的情感状态及孩子的出身，而不是孩子的学习能力。

我们很难从整体上领会什么是情感智力，因为与数理逻辑能力和理性相反，我们不知道如何测定情感商数。为什么？丹尼尔·戈尔曼说："这是因为，我们只能对人表现出感受力的口头和笔头表达能力进行测试，但却不能从数值上测出情感自身。"丹尼尔·戈尔曼指出："人的大脑发展的余地很大，尤其在人生下来的头3年里更是如此。而大脑终于情感活动所必不可少的那些区域是慢慢地才会达到其终极状态。控制情感的中枢——额叶还会继续发育很长时间，可以发育到青少年时代，甚至发育到16岁或18岁。"因此，心理学家建议，充分利用人的智力发展的这一大好时机。告诉人们更好地利用其智力发展的第二阶段，它对人的幸福是如此重要。我们的某些情感早在很久很久以前就已经存在了。那时还没有人类，物种的演化还没有造就出我们人类。今天，我们知道了这些主要的情感是怎样使我们的生物学发展的，它对保证物种的延续是有益的。

★脑病变

老年痴呆

"痴呆"指患者发生进行性智力减退，重要表现为记忆力显著不好并伴有行为、情感、性格方面的失常。这种疾病因其多见于老年人，故被称为老年痴呆，又因为此病首先由德国人阿耳茨海默证实并报告，故又称阿耳茨海默痴呆或阿耳茨海默病。早先曾将 65 岁以前患此病的，称为早老性痴呆，即阿耳茨海默病，而将发病于 65 岁以后的称老年性痴呆或老年性痴呆阿耳茨海默型。近年来大多数学者都认为，此两型无论在临床表现、病理方面都无甚区别，实没有分型之必要。

老年痴呆的临床表现主要有下列 4 个方面：

记忆力方面

一般在中年以后往往自觉爱忘事，记性不好。其实这多半与注意力不集中有关。所以，这种人做他上心的事，还是能够记住的，并不是真的记忆力衰退。真的记忆力有障碍，多数早期也轻微，确实不好鉴别。往往都是近事记忆不好，例如电话号码、门牌号数难记，以后日益加重，以至于整天丢三落四，外出买东西，不是忘记付钱，就是付了钱而忘记取物，尤其是后者居多，常常记不起朋友或同事的姓名。渐渐的远事记忆也不好，严重时，甚至外出后不认识回家的道路。同时计算力也往往不好，时常算不清账目。

思维判断方面

表现为思维迟钝，谈吐不畅，对抽象名词的概念含糊，不能专心学习或工作，对新鲜事物难以理解和接受，对于需要推理或判断的思维活动常常回避或拖延。

性格行为方面

患者脾气变得古怪，原本开朗且自觉守纪律的人，变成爱浮夸或玩世不恭。原本勤勉的人渐变得懒散或变得终日无所事事、整天唠叨，或专爱捡破烂，或动作越来越缓慢，兴趣越来越少，或整天不喜与人接触，社会活动范围越来越小。

情感方面

患者表现轻度忧郁，呆滞退缩，对工作每有不能胜任之感，亦每有情绪高涨，盲目欣快之时，也有易激惹，有性格暴怒和冲动发作。

本病一直被认为是脑的变性疾患，晚近的研究表明，有某些神经生化方面，尤其是有关神经递质方面的改变；在大脑皮层及海马中胆碱神经元破坏或丧失，使胆碱乙酰转化酶（CAT）和乙酰胆碱含量显著减少，损害了乙酰胆碱的合成、贮存及释放。同时发现，CAT 的减低同痴呆的严重程度有关，而脑内所有含乙酰胆碱能神经元的区域都有类似的病变。其他神经递质含量也有不同程度的减低，生长抑素也有所减少。

在病理方面，本病表现为：普遍脑萎缩（以颞叶、额叶、顶叶较为显著）；脑室扩大，脑沟增宽，脑回变窄；有关神经细胞脱失、减少。此外，还有本病较为特殊的病变：在脑组织中出现老年性神经斑，此为神经细胞退变后遗留下来的星状嗜银染的细胞碎片。其次，在神经细胞浆内出现神经元纤维缠结，此为神经原纤维发生变性退化的结果，不同于在正常神经细胞内的微丝、微管。

痴呆是指病理性记忆及其他认知功能障碍。Alzheimer 病或早老性痴呆是最常见的一种痴呆病。在 65 岁以上的人群中患此病的占 5% ~ 10%，在 85 岁以上人群中占更多百分比。典型的早期表现是早期记忆功能及注意障碍，以后随之以语言技巧、视空间定位、抽象思维及判断障碍，还有人格障碍。目前尚无有效的治疗方法。

AD 的诊断，除了依靠上述的临床表现之外，还要看有无特别的脑组织病理变化：神经元内细胞骨架微丝形成的神经纤维缠结，还有称之为淀粉样（老年斑）的沉积，也有伴随的神经元丢失。组织病理改变在下述脑区最为明显：新皮层、边缘系统（特别是海马、杏仁、内嗅皮层），以及某些基底前脑核、蓝斑及中缝核。

正常老年人几乎都有不同程度的脑萎缩，也可能有不同程度的记忆力减退，但其最终并不都会发展至痴呆。由此可见，年龄虽与本病有重要关系，但却并非老年人都必然要发生痴呆。

本病的诊断主要是根据其临床表现，但由于早期表现较轻微，发展缓慢，故易被亲友认为是老年人健康衰退应有的表现而被忽视，以致被贻误早期诊断与治疗。

下面说说痴呆综合征，以备鉴别诊断时参考。

多发性脑梗塞痴呆

常有中风史，多有神经系局限体征，脑 CT 与 MRI 等特殊检查可资鉴别。

脑外伤造成的痴呆

如拳击家受过多次脑外伤，所谓拳击痴呆即是有名的一种。另外，如慢性硬膜下血肿，也可能发生进行性痴呆，尤其是老年人，不一定有明确外伤史，或是当时比较轻微的外伤，而已被遗忘了。不一定有头疼，其精神障碍也常有波动性，脑 CT 等特殊检查可以确诊。

颅内炎症

许多炎症在其病程中或后遗有痴呆之表现，如结核性、真菌性、病毒

认识人类的大脑

性脑膜炎或脑炎。又如神经梅素、慢病毒、获得性免疫缺陷综合征等都可有痴呆之表现。所有这些疾病，通过详细病史及有关体检与特殊检查，均可得以鉴别。

中毒性疾病

经常接触某些金属（如铝、铅、汞、锰等）或服某些药物也可导致有痴呆表现的疾病。这只有详尽的病史与各项有针对性的检查可以作为鉴别诊断依据。

伴发于其他脑变性疾病的痴呆综合征

如多发性硬化、亨廷顿（Huntington）舞蹈病、皮层纹状体脊髓变性病，在其病程中或有痴呆之表现，通过病程、体检与脑 CT 等特殊检查不难诊断。

伴发与其他代谢性疾病的痴呆综合征

如肝、肾等疾病，尤其是在其晚期均有可能发生不同程度的痴呆，这些只要重视病史与相应的检查结果，不难做出鉴别诊断。

其他脱髓鞘疾病与脂肪代谢障碍疾病

此病多有痴呆之表现，如脑白质营养不良，家族性黑矇性痴呆等，前者多发生在儿童，且多有家族性遗传倾向，后者有明显的家族史可资鉴别。

虽然以上诸多的痴呆综合征，都有可能通过病史与相应的检查和特殊检查得到确诊，但事实上仍有约5%的痴呆患者病因不明，即使通过尸检也不能确定。

本病的防治一直是一个亟待解决的问题，目前只有对症治疗，如改善脑循环、脑代谢及改善脑血流变因素的中西药物均可试用。此外，加强心理治疗、理疗等也有一定帮助。通过这些措施，使之减轻一些症状，推迟其病情发展，提高其生活质量还是有可能的。

鉴于本病与遗传因素的关系，各方面都在从事这方面的研究，也已取得一些进展。将来可能开展的基因治疗，应当是最有前途的防治措施。

舞蹈病

舞蹈病又称亨廷顿（舞蹈）病，其主要症状为不自主的上肢和头部的舞蹈样动作，并伴有肌张力降低等。

病理学研究表明，遗传性舞蹈病患者有明显的纹状体神经元病变，新纹状体严重萎缩，但黑质—纹状体通路完好，脑内多巴胺含量也正常。神经生化研究发现，舞蹈病患者纹状体中胆碱能和 γ - 氨基丁酸能神经元的功能明显减退。

目前认为该病的发病机制是黑质与纹状体之间存在环状联系，黑质的多巴胺能神经元的轴突上行抵达纹状体，控制纹状体中胆碱能神经元的活动，转而改变纹状体中 γ - 氨基丁酸能神经元的活动，而纹状体内的 γ - 氨基丁酸能神经元的轴突下行抵达黑质，反馈控制多巴胺能神经元的活动。舞蹈病的发病主要是纹状体内胆碱能和 γ - 氨基丁酸能神经元的功能减退，而使黑质多巴胺能神经元功能相对亢进。

帕金森病

本病是一种脑的变性疾病，多发生在 50～60 岁的中老年人，其临床表现主要是肢体发生有节律的震颤，肌肉强直和运动减少。因名震颤麻痹，又因本病首先是由英国人帕金森描述、报道的，故习惯上称本病为帕金森病，而将那些非原发性的病例称为帕金森综合征。

就神经解剖讲，本病应属于锥体外系疾病，因为在脑中，皮层运动区，主管运动功能的神经细胞所发出的神经纤维组成的传导束，统称为锥体系，而将除锥体系以外的所有运动核和其所发出的神经传导束，统称为锥体外系。它包括全部节段以上的运动中枢及其所发出的神经纤维，其所发出的神经冲动主要经过网状结构，再传到下运动神经元。对于锥体外系的具体解剖部位而言，一般都认为，它应包括基底节（纹状体、苍白球）、黑质、红核、丘脑底核、脑干网状结构。但就神经生理讲，只有锥体系与锥体外系共同协作才能完成一个有目的性、

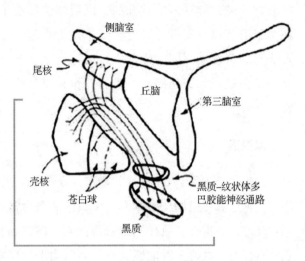

帕金森病脑病变图

准确有效的动作。可以说，发自锥体系的神经冲动只能为肢体有关肌肉或肌肉组提供最原始的动力，但要完成一个目的准确的、有效的运动动作，就必须有在时间上、空间上、力度上与其密切配合的锥体外系来的有关冲动才能完成。若要做一个开门或关门的动作，如果没有相关的锥体外系来的冲动调节和修正，就会在伸手不到门把手时就已握紧了手掌，或者会因伸手过度而撞及门把手，因而终究完不成开门或关门的动作。再如要划火柴点燃香烟，就更完不成了。所以锥体外系的功能的重要性决不比锥体系的功能重要性小。当然，锥体系如有损害，肢体要发生瘫痪而根本就没有任何动作可言了。

PD 的临床表现，主要包括震颤、肌张力增高（强直）及运动障碍等三方面。

震 颤

这是一种不自主运动，常为首发症状，为相互拮抗的肌群发生交替性收缩与松弛所致。其节律多为 4～6 赫，多在静止或休息时明显，紧张时加剧，随意运动时减轻或停止，睡眠时停止，强烈用意志克服或可使之暂停，但只能在很短时间内维持，过后反而有加剧的趋势。震颤多

大脑病变

从肢体远端，如一侧上肢开始，以后渐扩展至下肢及对侧上下肢，发生在手指的节律性震颤、搓丸样震颤最为典型。其他如下颌、口唇、舌头及头部亦可发生不同的颤动。一般都发生在晚期，但也有长期仅有这些部位的颤动，如头部摇动。震颤发作频率至晚期多有增加，甚至变为经常性发作。

肌强直

这也是 PD 经常发生的症状之一，可同时或首先发生在四肢肌群和躯干肌群，伸肌和屈肌同样被累及，增高的肌张力常保持一致。例如在四肢被动运动时，被检查者可感到铅管样强直，即感到有均匀的阻力。在合并有震颤存在时，被检查者即感到在均匀阻力上出现断续的停顿，就像齿轮的转动一样，故称之为齿轮状强直。由于头、颈部及全身肌强直，故面部表情少，呈所谓"假面具脸"；头部向前倾，躯干也有不同程度的向前俯屈，上肢肘关节屈曲，腕关节伸直，前臂内收，指间关节伸直，拇指对掌，髋关节、膝关节均为弯曲，因而病人呈特殊姿态。当病情进展时，逐渐加重，使人一目了然。

运动障碍

由于全身肌强直，一切动作趋于缓慢且减少，加之平衡及翻正反射有障碍，故首先表现为书写困难，写字越写越小，即所谓写字过小征（micrographia），甚至洗脸、刷牙、穿衣服、系鞋带都有困难。其次是行走动作异常，呈典型的慌张步态，即起步困难，行走时呈小碎步，往前冲，止步、转弯也困难，严重时乃至不能躺着翻身。行走时双上肢没有联合运动。由于脸部运动减少，往往面无表情，双目向前凝视，很少动作，形成假面具脸。由于口、舌、颚及咽部肌肉运动障碍，遂使唾液分泌不能随时自然下咽，于是大量流涎，而且吞咽食物也有困难。

其 他

植物神经症状在 AD 也不少见，但可能更多见于 PD 综合征。如出汗、面部皮脂分泌多、经常便秘等，此外，有些患者可能出现焦虑、激动或忧郁等精神症状。

本病的诊断不是很困难，主要靠详尽的病史及过细的神经检查与认真的体检，特殊检查（如脑 CT、MRI 等）亦有帮助。对 PD 综合征尤其要靠对病史的了解与掌握，切实的临床检查，必要的特殊检查，都可确立诊断。

关于对本病的防治，由于本病的病因还不完全明了，故一方面迄今尚无可行的预防措施，另一方面由于对本病的生化变异近年来研究取得很大的进展，所以出现很多对症治疗的新药。新药大致有五方面：一是抗胆碱能药物，希望抑制乙酰胆碱的作用，从而可相对提高 DA 的效应以达到缓解症状的目的；二是 DA 替代疗法，补充神经递质的不足，使ACh – DA 系统重新获得平衡而改善症状；三是 DA 能受体激动剂，直接刺激纹状体上 DA 受体以达到治疗的目的；四是单胺氧化酶抑制剂，企图阻止儿茶酚胺降解，以延长外源性及内源性 DA 的作用时间，从而可加强左旋多巴的疗效；五是金刚烷胺，其主要作用是加强突触前合成和释放 DA，减少 DA 的重摄取，并有类似抗胆碱能药的作用，与左旋多巴有协同作用。

由于本病是慢性进展性疾病，所以需要长期服药。

对于外科手术治疗，不论是用立体定位手术或其他方法，手术效果都是有限的。有时还需服药，且其副作用亦不可轻视。此外，有所谓的脑移植术，即用自身的肾上腺髓质移植到基底节处，或用异体的胎儿脑黑质细胞移植，有少量报告认为有疗效，但尚缺乏远期疗效的论证，所以虽然有不少手术治疗的方法，也在不断地改进，但至今尚无肯定的结论。

近年带给帕金森病人福音的是基因疗法的诞生。基因治疗是把基因信息引入病人以图纠正疾病，这种疗法可能在神经系统疾病的处理方面有一定希望，神经系统疾病方面研究进展最大的首推帕金森病。帕金森病是一群肯定其化学特征的神经元的变性；在临床治疗上早已知道，利用通常药理学方法使尾核及壳核的多巴胺释放增加，可以缓解该病的诸多症状，最有效的就是给病人补充 L – DOPA。因此，人们考虑用基因治疗解决这一问题。从原理上说，基因治疗可以通过增加酪氨酸羟化酶（TH）的表达来实现，因为它是脱羧酶，可使前体转变为神经递质，即多巴胺。一种有争议的外科学方法，是把胎脑的中脑部分移植入病变的尾核及壳核。胚胎中脑富含表达 TH 的发育神经元，因此是能合成多巴胺的。在帕金森病鼠的模型实验研究中已发现，植入胎鼠中脑可以改善病鼠的生理功能，解剖学上也有改善。临床上用这种方法治疗帕金森病也带来好的效果。有的病人已有两年期的疗效。但是，由于对使用胚胎组织有一定顾虑，而且组织移植有可能带入病原，因此人们也在寻找别的方法。另一个吸引人的战略考虑，是把基因工程细胞加以移植。例如令肌细胞转染质粒而表达 TH，则此细胞将能稳定分泌 TH。在帕金森病模型上应用此种细胞作脑内移植可减轻鼠的运动症状；这个方法可能也很快会应用于人。移植经基因修饰、能表达某种足以减轻帕金森病的蛋白的细胞。如果能治疗帕金森病，则对于其他神经疾病的治疗也是一种良好启示。

截　瘫

随意肌或肢体不能运动，在医学上叫做瘫痪。个别肢体运动障碍称为单瘫；双下肢运动障碍称为截瘫；偏身运动障碍称为偏瘫；四肢或双侧肢体运动障碍称为四肢瘫。在病情方面，完全不能运动的称为全瘫；仍然保留一定活动能力的称为不完全瘫或轻瘫。在部位方面，由于颈部脊髓疾患或外伤引起的四肢都有显著运动障碍者，称为"高位截瘫"。可以说截瘫基本上都是脊髓病变所引起，只有极少数的如颅内上矢状窦附近的病变，才有可能导致双下肢瘫痪或截瘫。

神经系统中，主管肢体运动功能的共有上下两级神经元（即神经细胞）。大脑皮层运动区的神经元及其所发出的神经纤维所组成的传导束，称其为锥体束或锥体系，这些神经元称为上运动神经单位。由上运动神经单位的神经元发出的冲动向下传至有关运动的颅神经核（即皮层下有关运动的神经元聚集的核团）和脊髓中的前角细胞（即脊髓中的运动神经元）。这些有关运动的颅神经核、脊髓前角细胞及由它们所发出的神经纤维，即为下运动神经单位，由此再发出神经冲动，直接支配有关效应器（如随意肌）而启发运动。但是下运动神经单位还要受上运动神经单位的调控，当然也要受节段装置的影响。虽然上下两级运动神经单位受病变侵害时，都要发生运动功能的障碍，但其临床表现却有区别。

上运动神经单位瘫痪，表现为肌张力增高（故又称硬瘫），腱反射亢进，病理反射阳性。下运动神经单位瘫痪，表现为肌张力减低，腱反射减弱，甚至引不出（故又称为软瘫或弛缓性瘫痪），或有肌纤维震颤而无病理反射，但有明显的肌萎缩。

脊髓共分 31 个节段，即颈髓 8 个节段（C1 ~ 8）；胸髓 12 个节段（T1 ~ 12）；腰髓 5 个节段（L1 ~ 5）；骶髓 5 个节段（S1 ~ 5）；尾髓 1 个节段。脊髓也因此相应地发出 31 对脊神经。

脊髓上与延髓相连续，下达 L1 锥体下缘，在脊髓全长中有两处明显膨大，一在颈髓下段（C4 ~ T1）节段，称颈膨大，其中为支配上肢的神经元所在处；另一为腰膨大（L1 ~ S2），其中为支配下肢的神经元所在处。此后脊髓渐变细，呈锥形，因此名脊髓圆锥。自此以下，脊髓与一索状结构相连，称为终丝，其末端固着于第二尾骨体，使脊髓不能自由上下移动。

在脊髓横切面上，可区分出灰质与白质。灰质位于中心部位，白质则在其四周包绕。灰质呈"H"形或蝶形，其中有神经元，如前角细胞。白质中则为多种上行的、下行的传导道，前者为传入的感觉传导径，后者为传出的运动传导径。"H"形的灰质有相当粗大的、左右对称的前角（运动神经元即在其中，故名前角细胞）和相对细长一些的一对后角。在整个胸段脊髓灰质中，前、后角间有相对较不显著的侧角，为脊髓交感神经节前神经元所在处。脊髓白质被划分为背索、前索和外侧索三部分。在背索中有传导深感觉的薄束与楔状束；在外侧索中，最接近外侧缘的为脊髓小脑后束与前束；稍内的则是相对粗大一些的皮层脊髓侧束（即锥体束）。它的腹侧则有脊髓丘脑外侧束；在白质前索中则有皮层脊髓前束、脊髓丘脑前

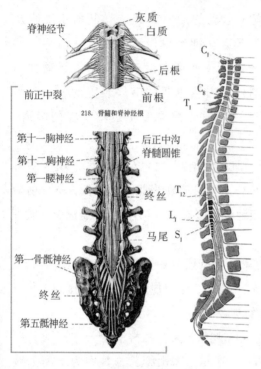

束等。

脊神经节——灰质
——白质

——后根

前正中裂——前根

218. 脊髓和脊神经根

第十一胸神经——后正中沟
第十二胸神经——脊髓圆锥
第一腰神经

终丝

马尾

第一骨骶神经

终丝

第五骶神经

脊髓和脊神经根

传导深感觉的薄束、楔状束在同侧后索中上行至延脑背侧的薄束核与楔束核，在此处换一个神经元，发出的神经纤维（称为弓形纤维），交叉到对侧，集合成内侧丘系，止于丘脑。由此再发出神经纤维，将神经冲动终止于大脑皮层躯体感觉区。传导浅感觉的神经冲动则在同侧脊髓白质中上升2~3个节段后，陆续交叉到对侧脊髓丘脑束中，上升至对侧丘脑，而后也终止于大脑皮层躯体感觉区。由大脑传出的运动神经冲动是在延脑的锥体交叉处交叉到对侧锥体束而止于脊髓前角细胞。传导感觉神经的冲动则是分别在脊髓与延脑中交叉到对侧丘脑，最后终止于对侧大脑皮层的感觉中枢的。因此，在临床工作中必须熟悉和记住大脑皮层对运动和感觉的神经支配都是交叉的。

脊髓外被三层膜，最内一层紧贴脊髓表面，称为软脊膜，很薄而富有血管；其外为一层薄而透明的蛛网膜，在这两层之间充满了脑脊液，上与颅腔内的蛛网膜下腔相通联；最外一层为较厚而不透明的硬脊膜。

能够引起脊髓疾患的病源因素很多，可分为两大类。一类是多种炎症病变，即由生物源性的感染因素所引起的多种脊髓炎，包括病毒、细菌、真菌、螺旋体、立克次体、寄生虫、支原体等，以及感染后及疫苗接种后的脊髓炎；另一类是非生物源性致病因素所引起的脊髓疾患，如外伤、物理损伤（如放射线、电击伤等）、压迫损伤（如椎管内肿物等）、血管性损伤（如脊髓血管畸形，脊髓内出血、缺血等）、先天性损伤（如脊髓空洞症、先天性脊髓发育不全等）、变性病（如侧索硬化等）、中毒性（包括各种工业中毒及药物中毒）。

由多种生物源性感染或由感染所诱导的脊髓炎性病变可统称为脊髓炎，而由非生物源性致病因子如外伤压迫所致的非炎性脊髓疾患，统称为脊髓病。

在病理方面脊髓炎多急性起病，发展迅速，并且常为横贯性，即在病变节段，所有脊髓组织（包括脊膜）都受侵犯，表现为脊髓肿胀、充血、脊髓膜（尤其是软脊膜与蛛网膜）亦有炎症细胞浸润，并增厚乃至与脊髓发生粘连，神经细胞坏死、脱失，有胶质细胞增生，髓鞘崩解。虽然脊髓全长均有可能致病，但急性横贯性脊髓炎却以发生在中胸段为多见。脊髓病起病较缓慢或为渐进性，多不造成横贯性损害，而往往为系统性，如运动神经元疾患，病变只侵害运动系统，亚急性联合变性，病变只侵犯后索与侧索中的传导束（如薄束、楔状束、锥体束）。在病理方面主要表现为神经细胞的变性脱失、髓鞘变性脱失，也有胶质细胞的增生反应，但较轻，也可能有一些炎症反应，但发生蛛网膜粘连者很少见。

在临床表现方面，尤其是横贯性损害，多表现为：损害平面以下肢体瘫痪，深、浅感觉障碍；多为传导束型，并常有严重的膀胱直肠功能障碍，同时有皮肤营养障碍，有排汗、立毛等其他植物神经功能障碍。

在运动方面，如病灶在高颈段，虽然是四肢瘫，但由于颈膨大受伤害，所以双上肢表现为下运动神经单位瘫痪，为软瘫；而双下肢为上运动神经单位瘫痪，表现为硬瘫。但在急性期常有所谓脊髓休克期（约在半个月左右），四肢都表现为软瘫。休克期过后，有双下肢逐渐出现肌张力增高，腱反射亢进，病理反射阳性等硬瘫的表现。

造成截瘫的病因很多，故其预后也不好一概而论。例如横贯性脊髓炎，虽然起病急，发展快，但根据多年来各地的经验，此类疾病患者约有2/3得到及时的合适治疗以后，健康可以恢复；约有1/3的病人会留有不同程度的后遗症。就脊髓病来讲，虽其起病较缓慢、病变也往往不是横贯性，而只是限于某一系统，但若其病因属于变性病，且多与遗传因素有关，此类病人的预后就很不乐观。目前对于这类疾病既无切实可行的预防措施，也没有切实有效的对症治疗，只能寄希望于未来的基因治疗。但在脊髓病方面，若病因为外伤、压迫（椎管内肿瘤、血管性疾患等），则其中一些在得到恰当的治疗后，可以治愈或有显著好转。

对于截瘫的治疗和预后，首先应有及时正确的诊断，而正确诊断又来源于对病史的全面掌握及恰当的检查记录、正确的处理措施（包括护理）、积极的防治合并症、早期给予康复治疗等。

若设抢救小组（包括所有医护人员），则一定要有专业培训才能上岗。比如对有脊柱外伤者，在搬运病人的过程中，要有专门的保护措施，以免脊柱或/和脊髓再度受伤。对于椎管内肿瘤造成的截瘫，不论其病程多长，一经确诊，即应予以手术治疗。因为良性肿瘤（如脊膜瘤、神经鞘瘤）确有手术完全切除肿瘤，解除对脊髓的压迫后，虽然压迫很久、很重，仍然有完全恢复的可能。

如何做进一步的特殊检查，最好由神经内外科、放射科乃至骨科有关医师协商后，决定是做 CT 还是 MRI，做何部位，是否需要做脊髓血管造影，是做动脉造影还是静脉造影，选择哪个部位。造影亦需共同阅片进行确诊。

对于截瘫患者，尤其是高位截瘫，往往有呼吸障碍乃至需人工呼吸，亦多有排尿障碍，需要长期导尿。所以，此类病人很易发生肺部感染、泌尿系统感染，以致心、肝等脏器的功能失常，故防治心、肾、肝脏等合并症，均是对预后起决定作用的关键，不可不慎重对待。

截瘫能否治疗，特别是外伤性截瘫能否治疗，是神经病中的一大问题。外伤性截瘫能否康复，关键在于中枢神经元轴突断离后能否再生。早期的观点认为，中枢损伤不能再生，以别于外围神经损伤是能够再生的。中枢轴突损伤后为什么不能再生？20 世纪 70 年代的一个关键性实验，推翻了以前笼统地提中枢损伤不能再生的观点，因为所谓中枢再生，也仍然是中枢的神经突起损伤后能否再生的问题。实验证明，中枢神经元的突起被切断后，是能够再生的。但脊髓横切后留下的疤痕，不允许再生的突起通过。只要局部条件允许，中枢神经元的突起完全可以长出。因此，要使截瘫后的被切断的突起能够再生，损伤局部的条件非常重要。局部条件比较复杂，有炎症引起的，有细胞因子表达过度引起的，甚至还有局部疤痕的物理性障碍，这些问题都在研究之中。自从神经生长锥长出的导向得到深入研究以来，人们又增加了一个新的认识，这就是如何减少或去掉抑制因素的作用。中枢神经元突起的生长锥之所以不易生长，是因为它的髓鞘是由少突胶质细胞提供的，现知中枢髓鞘会分泌一种抑制突起长出的排斥因子。这个情况在外周神经并不存在，因为外周神经的髓鞘是由 Schwann 细胞提供的，而 Schwann 细胞并不分泌抑制因子。若用抑制因子的抗体，中枢突起的再生就可获得很好的条件，能够长得很远。近年来在抵消抑制因子方面已获得一些进展，在动物实验中，已出现几篇报道：脊髓被横切后，经一定方法处理，动物能够站起来，并用后肢行走。

脑卒中、脑血管硬化

脑卒中是急性脑血管病中的常见的或主要的一类疾病，俗称脑中风，或脑血管意外。意指其得病迅猛而猝不及防。一般分为出血性中风与缺血性中风两大类。出血性中风包括脑出血（又称脑溢血，指在脑实质中出现了血肿）和蛛网膜下腔出血（指脑表面的出血）；缺血性脑中风包括脑血栓形成（即在局部脑血管中产生了血栓而致血管栓塞）、脑血栓（即在血循环中发生了气体、固体或液体的栓子，随血液到达脑血管中而导致脑血管梗塞、血流不通）、腔隙梗塞（即在脑实质中出现了微小的类似腔隙状的小梗塞，往往不出现临床症状，且常为多发）。暂时性脑缺血发作为一过性的某些脑功能障碍（如肢体瘫痪、失语等症状），但其症状的持续时间最长不超过 24 小时，就可完全恢复。

脑卒中的常见病因或危险因素为高血压、动脉硬化、高血脂、高黏血症，其次为心脏病（为栓予来源的最常见原因）、糖尿病（造成血管尤其是中、小动脉壁的损伤，而为以后发生脑血管破裂或栓塞的基础）。

　　动脉瘤、脑血管畸形常为蛛网膜下腔出血的多见原因。所谓动脉硬化纯系病理学名词，意思是动脉壁发生了某些变性病变，导致血管壁增厚、弯曲、变形，管腔狭窄，使血流不畅，血流量减少，甚至不通。动脉硬化在病理方面至少可分为三种。第一种多发生在较大的和中等大小的动脉（如主动脉、冠状动脉），其管壁中有脂质沉积于内膜及内膜下层，并有平滑肌细胞及纤维成分的增生，在局部形成斑块，动脉壁因而变厚、变硬，其后斑块内组织发生坏死、崩解与沉积的脂质结合形成粥状物质，故名粥状硬化。第二种是弥漫性纤维性变的小动脉硬化。第三种是微小动脉（口径在 150 微米以下）的透明变性，又称玻璃样变性，即整个管壁变性。在病理切片常规染色时，只见管壁呈均匀一致的透明的殷红色而看不出任何正常的组织结构。不论是哪一种动脉硬化，最终都是使管壁变硬、变厚，管腔不规则的狭窄，影响血液流通，乃至完全阻塞不通，或自行坏死、破裂。

　　虽然高血症、高血脂、高血黏度，以及内分泌的改变、遗传因素等，都与动脉硬化的发生有密切关系，但目前大多数人认为动脉硬化乃是一种多因素慢性作用的结果。

　　关于脑动脉硬化是否在临床可作为一种独立的疾病，尚有争议。有人认为，老年人每有头疼、头晕、健忘、失眠、智能减退、不耐烦、性情急躁等所谓神经衰弱综合征，即属脑动脉硬化的临床表现；也有人将老年痴呆、帕金森综合征等都归入脑动脉硬化，这似乎也不甚妥当。不过，不论怎样，脑动脉硬化与脑血管病的关系密切，应予足够的重视。

　　关于脑卒中的临床表现，因其病灶的性质不同、部位和所涉及的范围不同而不一样，不好一概而论。但可以概括为下述三方面：一是一般症状，主要与颅内压增高有关，如头疼、头晕、呕吐等；二是意识障碍，如嗜睡、昏乱、昏迷等，这大概与病灶的部位及范围有关，也与颅内压增高有关；三是各种神经系局限体征，这主要与病灶的解剖部位有关，如偏瘫、偏身感觉障碍、偏盲、失语及癫痫发作等，并可有一些颅神经损害的症状，如眼球内、外肌麻痹（瞳孔的异常、眼球活动障碍）、口角歪斜、吞咽发音障碍、伸舌偏斜等。这些在以往是临床定位诊断的重要依据，不容忽视。

近代检测手段如电子计算机断层扫描或核磁共振均可在短时间内获得正确诊断（包括病灶的性质、部位、大小），而且无创伤。需要看脑血管情况时，可以做 MRA 和 DSA（数字减影血管造影）；需要观察血流情况时可做 TCD，如要检测代谢情况，则可做 PET 或 SPECT 检查。当然，其中有些检查费用高，目前尚难推广或普及。

对脑卒中病人，当代都采取紧急措施抢救。发达国家都组建起有关医护人员及设备，实行 24 小时随时待诊。有人主张，要动员全社会参与此项工作，并主张有人院前的救护；还有 ABC，意即要在送医院途中的短时间内，保证呼吸道通畅、维持正常呼吸、保证循环系统的运行。

病人进入 ICU 后，即由专科医师迅速采集病史及做简要的检查和放射科医师共同决定做何种特殊检查最合适，同时给予心、肺等功能监测及必要的化验与药物治疗，待特殊检查与化验结果（如血流变学化验等）获得后，再决定采用手术治疗或药物治疗。同时考虑有无合并症、何时采取何种处理方法。

出血性脑卒中手术治疗，有开颅清除血肿或采取碎吸法清除锥颅血肿。至于动脉瘤和血管畸形亦可切除病灶或用人工栓塞法，即由神经医师负责治疗。

大脑病变